Mosab Nouraldein Mohammed Hamad
Dakeen Khalifa Idam

Trombocitopenia induzida por agentes microbianos e não microbianos

Mosab Nouraldein Mohammed Hamad
Dakeen Khalifa Idam

Trombocitopenia induzida por agentes microbianos e não microbianos

ScienciaScripts

Imprint

Any brand names and product names mentioned in this book are subject to trademark, brand or patent protection and are trademarks or registered trademarks of their respective holders. The use of brand names, product names, common names, trade names, product descriptions etc. even without a particular marking in this work is in no way to be construed to mean that such names may be regarded as unrestricted in respect of trademark and brand protection legislation and could thus be used by anyone.

Cover image: www.ingimage.com

This book is a translation from the original published under ISBN 978-3-659-77876-6.

Publisher:
Sciencia Scripts
is a trademark of
Dodo Books Indian Ocean Ltd. and OmniScriptum S.R.L publishing group

120 High Road, East Finchley, London, N2 9ED, United Kingdom
Str. Armeneasca 28/1, office 1, Chisinau MD-2012, Republic of Moldova, Europe
Printed at: see last page
ISBN: 978-620-7-73097-1

Trombocitopenia induzida por agentes microbianos e não microbianos

Mosab Nouraldein Mohammed Hamad

Licenciatura (honra), Mestrado em Parasitologia Médica

Departamento de Parasitologia e Entomologia Médica, Faculdade de Ciências Médicas Laboratoriais, Universidade de Cartum

Dakeen Khalifa Idam

Licenciatura, Mestrado, Hematologia

Hospital universitário de Soba, Sudão

Mosab Nouraldein Mohammed Hamad

Departamento de Parasitologia e Entomologia Médica, Faculdade de Ciências Médicas Laboratoriais, Universidade de Cartum

2

Dakeen Khalifa Idam

Departamento de Patologia, Departamento de Laboratório Médico, Hospital Universitário de Soba

Autor correspondente: musab.noor13@gmail.com

ÍNDICE DE CONTEÚDOS

Dedicação

(Aos meus pais e aos meus filhos)

Reconhecimento

5

Agradecemos aos nossos colegas da Universidade de Cartum, da Faculdade de Medicina Laboratorial e do Hospital Universitário de Soba e, em especial, ao meu amigo Ahmed Mustafa Basheir.

Mosab,2017

Visão geral

A plaqueta é um corpo minúsculo, incolor e anucleado, em forma de disco, do sangue dos mamíferos, derivado de fragmentos do citoplasma dos megacariócitos, que é libertado da medula óssea para o sangue e que ajuda na coagulação do sangue, aderindo a outras plaquetas e ao epitélio danificado - também chamado plaqueta sanguínea, trombócito. [1]

As plaquetas são produzidas durante a hematopoiese num subprocesso denominado tromopoiese, ou produção de trombócitos. A trombopoiese ocorre a partir de células progenitoras mieloides comuns na medula óssea, que se diferenciam em promegacariócitos e depois em megacariócitos. Os megacariócitos permanecem na medula óssea e pensa-se que produzem protoplaquetas no seu citoplasma, que são libertadas em extensões citoplasmáticas após estímulo de citocinas. As protoplaquetas dividem-se então em centenas de plaquetas que circulam pela corrente sanguínea, enquanto o núcleo remanescente do megacariócito rompido é consumido pelos macrófagos.

A produção de megacariócitos e de plaquetas é regulada pela trombopoietina, uma hormona produzida pelo fígado e pelos rins. A trombopoietina estimula a diferenciação das células progenitoras mieloides em megacariócitos e provoca a libertação de plaquetas. A trombopoietina é regulada por um mecanismo de feedback negativo baseado nos níveis de plaquetas no corpo, de modo que níveis altos de plaquetas resultam em níveis mais baixos de trombopoietina, enquanto níveis baixos de plaquetas resultam em níveis mais altos de trombopoietina.

Cada megacariócito produz entre 5.000 e 10.000 plaquetas antes de os seus componentes celulares se esgotarem completamente. No total, são produzidas cerca de 10^A 11 plaquetas por dia num adulto saudável. O tempo de vida médio de uma plaqueta é de apenas 5 a 10 dias. As plaquetas velhas são destruídas pela fagocitose dos macrófagos no baço e pelas células de Kupffer no fígado. Até 40% das plaquetas são armazenadas no baço como reserva, sendo libertadas quando necessário por contracções do músculo esplénico induzidas simpaticamente durante uma lesão grave. [2]

As plaquetas, ou trombócitos (thromb- + -cyte, "célula de coágulo sanguíneo"), são um componente do sangue cuja função (juntamente com os factores de coagulação) é parar a hemorragia, aglomerando e coagulando as lesões dos vasos sanguíneos. As plaquetas não têm núcleo celular: são fragmentos de citoplasma que derivam dos megacariócitos da medula óssea e entram depois na circulação. Estas plaquetas não activadas são estruturas discoides biconvexas (em forma de lente) com um diâmetro máximo de 2-3 pm. As plaquetas só existem nos mamíferos, enquanto noutros animais (por exemplo, aves e anfíbios) os trombócitos circulam como células mononucleares intactas. [3]

Em 1865, Max Schultze publicou a primeira descrição exacta e convincente das plaquetas no âmbito de um estudo dedicado principalmente aos glóbulos brancos. Reconheceu-as como um constituinte normal do sangue e "recomendou-as com entusiasmo" como um objeto de estudo posterior por "aqueles que se ocupam do estudo aprofundado do sangue dos seres humanos". Em 1882, Bizzozero demonstrou o valor desta recomendação no seu estudo muito mais exaustivo. Observou-as microscopicamente no sangue circulante de animais vivos e no sangue retirado dos vasos sanguíneos. Em experiências bem planeadas, demonstrou que eram o primeiro componente do sangue a aderir às paredes dos vasos sanguíneos danificados in vivo e, in vitro, que eram os primeiros componentes do sangue a aderir a fios que depois se cobriam de fibrina. (4)

As plaquetas contribuem para o processo hemostático de duas formas diferentes. Primeiro, através das suas funções adesivas e coesivas que levam à formação de um tampão hemostático. Em segundo lugar, podem ativar os mecanismos de coagulação através da exposição de uma superfície fosfolipídica adequada, actuando como um local catalítico para o desenvolvimento da coagulação e a consolidação do tampão hemostático. Para promover uma hemostase correcta, as plaquetas devem, idealmente, manter as suas propriedades adesivas e pró-coagulantes.

As plaquetas possuem importantes funções secretoras. Durante o processo de ativação, as plaquetas expressam proteínas da membrana interna e libertam proteínas adesivas, factores de coagulação e de crescimento. Algumas das proteínas facilitam a interação das plaquetas com os leucócitos e as células endoteliais. Assim, as plaquetas desempenham um papel importante nos eventos inflamatórios e proliferativos e desempenham um papel crítico na remodelação dos tecidos e na cicatrização de feridas. [5]

Introdução

Plaquetas:

A plaqueta é um elemento irregular, em forma de disco, no sangue que ajuda na coagulação do sangue. Durante a coagulação normal do sangue, as plaquetas aglomeram-se (agregam-se). Embora as plaquetas sejam frequentemente classificadas como células sanguíneas, na realidade são fragmentos de grandes células da medula óssea chamadas megacariócitos. [6]

História:

As plaquetas foram descobertas por G. Bizzozero em 1882 e redescobertas nos anos 60 após muitas décadas de esquecimento. Curiosamente, o seu papel foi inicialmente mais claramente associado à trombose do que à hemostase. Durante muitos anos, um grave problema não resolvido foi o facto de o tempo de coagulação ser normal mesmo em caso de trombocitopenia grave. O conceito de coagulação como uma cascata enzimática ainda não tinha sido elaborado. Durante os anos 60, o interesse de muitos especialistas passou da interação das plaquetas com o processo de coagulação do sangue para a interação destas células com a parede vascular (adesão) e entre si (agregação). A descoberta do papel do ADP como princípio dos estímulos de agregação plaquetária foi rapidamente seguida por outras descobertas importantes, como as propriedades agregadoras do colagénio e da trombina, a reação de libertação, o metabolismo do ácido araquidónico e o efeito inibidor da aspirina. A utilização da aspirina como potencial fármaco antitrombótico fez a história dos ensaios clínicos nos últimos 30 anos. As duas últimas décadas foram caracterizadas por uma explosão de abordagens de biologia celular e molecular. Atualmente, há pessoas que estudam a transdução do sinal plaquetário ou as interacções plaquetas-leucócitos, mas que não sabem quase nada sobre hemostase ou trombose! Isto deve-se não só às limitações intrínsecas da abordagem biológica, mas também ao reconhecimento progressivo do papel das plaquetas noutras condições fisiopatológicas e clínicas, como a inflamação, o crescimento e disseminação do cancro e a rejeição de transplantes de órgãos. Ignoradas durante mais de dois séculos após o microscópio ter sido posto à disposição dos hematologistas, consideradas como um artefacto ou uma Cinderela, as plaquetas têm sido consideradas nos últimos 30 anos principalmente como uma célula perigosa a ser inibida por medicamentos (cada vez mais caros). Mas a domesticação da megera está longe de ser conseguida. [7]

Trombopoiese

As plaquetas são um dos muitos componentes-chave do sangue que é necessário para o funcionamento normal do corpo. É importante para parar a hemorragia e a perda de sangue através da formação de tampões de plaquetas e da coagulação do sangue. Trata-se de um componente celular do sangue e é formado na medula óssea. A medula óssea é um local onde todos os componentes celulares do sangue são formados utilizando células estaminais que têm a capacidade de se dividirem infinitamente e de se converterem em muitos tipos de linhas celulares diferentes. Existem dois tipos de medula óssea: a medula óssea vermelha e a medula óssea amarela. A medula vermelha é onde se formam as células sanguíneas. Leia Plaquetas e coagulação do sangue.

Dez etapas da formação de plaquetas:

A produção de megacariócitos e de plaquetas é regulada pela trombopoietina. Esta é uma hormona produzida nos rins e no fígado. As etapas seguintes explicam a formação das plaquetas desde o seu nascimento até à sua eliminação:

1. A primeira célula:

Quando um embrião nasce, é constituído por um tipo de célula chamado célula totipotente. As células totipotentes são capazes de se dividir em qualquer célula do corpo, seja ela um osso ou um cérebro, um fígado ou um pulmão, um olho ou um ouvido. Esta célula dá origem a todas as células e tem uma capacidade de divisão inigualável. Forma as células hematopoiéticas que, por sua vez, dão origem a todas as células do sangue. Estas células estaminais continuam a dividir-se para manter vivo o conjunto de células totipotentes.

2. Mãe biológica de todas as células sanguíneas:

Os primeiros antepassados da linhagem de células do sangue na linhagem das plaquetas são as *células estaminais hematopoiéticas*. Estas células estaminais são pleuripotentes, o que significa que podem transformar-se em qualquer tipo de linhagem de células sanguíneas, incluindo glóbulos vermelhos, glóbulos brancos e plaquetas. Esta é a primeira célula que dá origem a todas as outras células do sangue.

As células hematopoiéticas dão origem a células progenitoras sob a influência de factores de estimulação de colónias, que requerem substâncias químicas para orientar um determinado tipo de célula a dividir-se noutro tipo de célula específico. Por exemplo, o GM-CSF ou fator estimulador de colónias de granulócitos e monócitos dá origem a linhas de células sanguíneas a partir de células hematopoiéticas. Estas células também continuam a dividir-se para manter vivo o pool pleuripotente.

3. As células progenitoras:

As células progenitoras são os tipos de células comprometidas nesta linhagem. Uma vez formadas, só podem dar origem à linha celular seguinte, dependendo da influência química fornecida. Isto significa que as células progenitoras estão empenhadas em formar o tipo de célula em causa e não formarão qualquer outro tipo de célula.

Um tipo de célula progenitora só pode dar origem a um tipo de célula específico.

4. Agrupamento das linhas celulares:

Estes diferentes tipos de linhas celulares estão a formar-se em conjunto a partir de um antepassado comum. As linhas celulares agrupam-se nas suas áreas respectivas e separam-se umas das outras.

5. Megacarioblastos:

As células progenitoras formam os megacarioblastos sob o efeito estimulante dos factores estimuladores de colónias. Estes factores são o requisito essencial para a formação de plaquetas. Estas células são imaturas e encontram-se apenas na medula óssea. Em determinados tipos de doenças, estas células são libertadas precocemente na circulação e podem ser observadas num esfregaço de sangue periférico.

6. Formação de megacariócitos:

Os megacarioblastos amadurecem sob o efeito dos mesmos factores estimuladores de colónias para dar origem aos megacariócitos. O papel dos factores estimuladores de colónias na formação de plaquetas limita-se a esta etapa. A partir daqui, a eritropoietina assume a tarefa de formação de plaquetas.

7. Maturação de megacariócitos:

Os megacariócitos amadurecem sob a influência da eritropoietina. A eritropoietina é formada pelo fígado e pelos rins e é libertada no sangue, de onde chega aos ossos e entra na medula óssea. A eritropoietina é libertada para o sangue, onde chega aos ossos e entra na medula óssea, exercendo então a sua ação na maturação dos megacariócitos. Nas doenças do fígado e dos rins em que a produção de eritropoietina está comprometida, o número de plaquetas também diminui devido à falta de otimização desta etapa.

8. Extrusão de megacariócitos do osso:

Os megacariócitos são os precursores das plaquetas. Este é o último passo no que diz respeito ao envolvimento da medula óssea e todos os outros passos seguintes têm lugar fora do osso e no sangue. Os megacariócitos são expelidos do osso através dos capilares e são libertados no sangue.

9. Quebra de megacariócitos e libertação de plaquetas:

A morte nuclear e a rutura celular ocorrem assim que os megacariócitos são libertados no sangue e mesmo durante a sua libertação no sangue através dos capilares. Nesta fase, os megacariócitos apresentam extensões pró-plaquetárias que se separam do corpo principal dos megacariócitos. Estas extensões de pró-plaquetas transportam consigo a maquinaria de formação de proteínas das células.

10. Plaquetas:

As plaquetas são finalmente formadas a partir da quebra das pró-plaquetas em pedaços mais pequenos no sangue. Estas plaquetas podem ser contadas no sangue através de procedimentos de diagnóstico, como a recolha de uma amostra de sangue periférico e a sua colocação num contador de células. Isto ajuda a detetar um número anormalmente elevado ou anormalmente baixo de plaquetas. Para ver a morfologia das plaquetas, é efectuado um esfregaço de sangue periférico que é visto ao microscópio. Um esfregaço é um fragmento de sangue retirado de uma periferia, como um membro, e espalhado numa lâmina.

Estes dez passos básicos sobre a formação de plaquetas sugerem que muita coisa pode correr mal quando se trata da contagem ou morfologia das plaquetas. Qualquer defeito ou medicamento que interfira com apenas um destes passos pode levar a um número anormal, crescimento ou diminuição da formação de plaquetas. Para diagnosticar um doente que apresente sintomas sugestivos de disfunção plaquetária, tais como hemorragia ou coagulação, o médico tem de ter em conta todas estas etapas e examinar cada uma delas em busca de factores que possam ter afetado a contagem de plaquetas, em combinação com a avaliação dos sintomas, os exames de diagnóstico e os resultados da contagem e da morfologia das plaquetas.

Além disso, é importante notar que todas as células sanguíneas têm origem numa única célula. De facto, todas as células têm origem numa única célula e um defeito numa fase inicial pode apresentar-se como uma doença numa fase muito mais tardia. Por conseguinte, na altura da formação das plaquetas, que continua ao longo da vida, é importante que a medula óssea seja segura. Uma pequena alteração no ambiente de formação de plaquetas ou de produção de outras células sanguíneas pode resultar numa enorme diferença no funcionamento normal do organismo. [8]

Estrutura e distribuição das plaquetas:

As plaquetas têm uma forma irregular, não têm núcleo e, normalmente, medem apenas 2-3 micrómetros de diâmetro. As plaquetas não são células verdadeiras, mas são classificadas como fragmentos celulares produzidos pelos megacariócitos. Como não têm núcleo, não contêm DNA nuclear. No entanto, contêm mitocôndrias e ADN mitocondrial, bem como fragmentos do retículo endoplasmático e grânulos das células progenitoras dos megacariócitos. As plaquetas também contêm proteínas adesivas que lhes permitem aderir à malha de fibrina e ao endotélio vascular, bem como a um esqueleto de microtúbulos e microfilamentos que se estende em filamentos durante a ativação plaquetária. Menos de 1% do sangue total é constituído por plaquetas. São cerca de 1/10th a 1/20th tão abundantes como os glóbulos brancos.
[9]

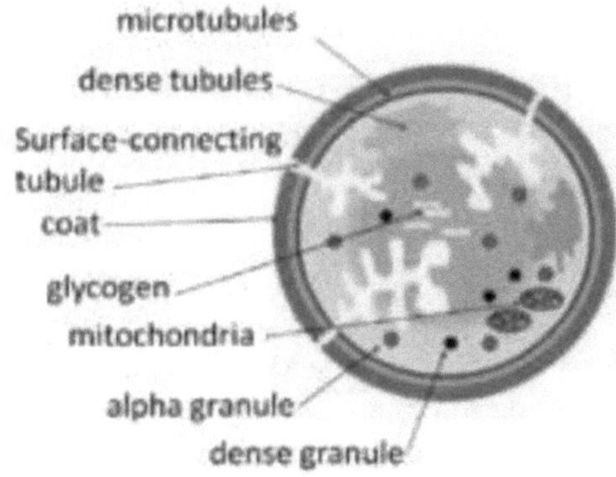

(Figura 1: Estrutura das plaquetas)

Hemostasia

A hemóstase ou hemostase é um processo que faz parar a hemorragia, ou seja, mantém o sangue dentro de um vaso sanguíneo danificado (o oposto de hemóstase é hemorragia). É a primeira fase da cicatrização de uma ferida. O sangue passa de um líquido para um gel. Os vasos sanguíneos intactos são fundamentais para moderar a tendência do sangue para coagular. As células endoteliais dos vasos intactos impedem a coagulação do sangue através de uma molécula semelhante à heparina e da trombomodulina e impedem a agregação plaquetária através do óxido nítrico e da prostaciclina. Quando ocorre uma lesão endotelial, as células endoteliais deixam de segregar inibidores da coagulação e da agregação e passam a segregar o fator de von Willebrand, que inicia a manutenção da hemostase após a lesão.

A hemostase tem três etapas principais:

1) Vasoconstrição

2) Bloqueio temporário de uma fratura por um tampão de plaquetas

3) Coagulação do sangue, ou formação de um coágulo de fibrina.

Processo:

A hemostase ocorre quando o sangue está presente fora do corpo ou dos vasos sanguíneos. É a resposta instintiva do corpo para parar a hemorragia e a perda de sangue. Durante a hemostase, ocorrem três passos numa sequência rápida. O espasmo vascular é a primeira resposta, uma vez que os vasos sanguíneos se contraem para permitir uma menor perda de sangue. No segundo passo, a formação do tampão plaquetário, as plaquetas unem-se para formar um selo temporário para cobrir a rutura na parede do vaso. O terceiro e último passo é designado por coagulação ou coagulação do sangue. A coagulação reforça o tampão de plaquetas com fios de fibrina que actuam como uma "cola molecular". As plaquetas são um fator importante no processo hemostático. Permitem a criação do "tampão de plaquetas" que se forma quase diretamente após a rutura de um vaso sanguíneo. Segundos após a rutura da parede epitelial de um vaso sanguíneo, as plaquetas começam a aderir à superfície do subendotélio. Demora aproximadamente sessenta segundos até que os primeiros filamentos de fibrina comecem a intercalar-se entre a ferida. Após alguns minutos, o tampão de plaquetas está completamente formado por fibrina. A hemostase é mantida no corpo através de três mecanismos:

1. **Espasmo vascular**: Os vasos sanguíneos danificados contraem-se. O espasmo vascular é a primeira reação dos vasos sanguíneos a uma lesão. Os vasos

danificados contraem-se (vasoconstrição), o que reduz a quantidade de fluxo sanguíneo através da área e limita a quantidade de perda de sangue. Esta resposta é desencadeada por factores como uma lesão direta do músculo liso vascular, substâncias químicas libertadas pelas células endoteliais e plaquetas e reflexos iniciados por receptores locais de dor. A resposta de espasmo torna-se mais eficaz à medida que a quantidade de danos aumenta. O espasmo vascular é muito mais eficaz em vasos sanguíneos mais pequenos.

2. **Formação do tampão de plaquetas**: As plaquetas aderem ao endotélio danificado para formar um tampão de plaquetas (hemostase primária) e depois desgranulam. Este processo é regulado através da tromboregulação. As plaquetas desempenham um dos principais factores no processo hemostático. Sendo o segundo passo na sequência, aderem umas às outras (agregação) para formar um tampão que sela temporariamente a rutura na parede do vaso. À medida que as plaquetas aderem às fibras de colagénio de uma ferida, tornam-se pontiagudas e muito mais pegajosas. Em seguida, libertam mensageiros químicos como o difosfato de adenosina (ADP), a serotonina e o tromboxano A2. Estes químicos são libertados para fazer com que mais plaquetas se fixem na área e libertem o seu conteúdo, aumentando os espasmos vasculares. À medida que mais químicos são libertados, mais plaquetas aderem e libertam os seus químicos, criando um tampão de plaquetas e continuando o processo num ciclo de feedback positivo. As plaquetas, por si só, são responsáveis por parar a hemorragia do desgaste despercebido da nossa pele numa base diária.

A segunda fase da hemostase envolve plaquetas que se deslocam pelo sangue. Quando as plaquetas encontram uma área exposta ou uma lesão, começam a formar o que se designa por tampão plaquetário. A formação do tampão de plaquetas é activada por uma glicoproteína chamada fator de Von Willebrand (vWF), que se encontra no plasma sanguíneo do corpo. Quando as plaquetas no sangue são activadas, tornam-se muito pegajosas, o que lhes permite aderir a outras plaquetas e aderir à área lesionada.

Há uma dúzia de proteínas que viajam ao longo do plasma sanguíneo num estado inativo e que são conhecidas como factores de coagulação. Quando o tampão plaquetário é formado pelas plaquetas, os factores de coagulação começam a criar o coágulo sanguíneo. Quando isto ocorre, os factores de coagulação começam a formar uma fibra de colagénio chamada fibrina. A malha de fibrina é então produzida à volta do tampão de plaquetas, o que ajuda a manter a fibrina no lugar. Quando isto começa, os glóbulos vermelhos e brancos ficam presos na malha de fibrina, o que faz com que o coágulo se torne ainda mais forte.

3. **Coagulação do sangue** - Os coágulos formam-se após a conversão do fibrinogénio em fibrina e a sua adição ao tampão de plaquetas *(hemostase*

secundária). Coagulação: A terceira e última etapa desta resposta rápida reforça o tampão de plaquetas. A coagulação ou coagulação do sangue utiliza fios de fibrina que actuam como cola para as plaquetas pegajosas. À medida que a malha de fibrina começa a formar-se, o sangue também se transforma de uma substância líquida para uma substância semelhante a um gel, através do envolvimento de factores de coagulação e pró-coagulantes. O processo de coagulação é útil para fechar e manter o tampão de plaquetas em feridas maiores. A libertação de protrombina também desempenha um papel essencial no processo de coagulação porque permite a formação de um trombo, ou coágulo. Este passo final força as células sanguíneas e as plaquetas a ficarem presas na área ferida. Embora este seja frequentemente um bom passo para a cicatrização de feridas, tem a capacidade de causar graves problemas de saúde se o trombo se desprender da parede do vaso e viajar através do sistema circulatório; se atingir o cérebro, o coração ou os pulmões, pode provocar um acidente vascular cerebral, um ataque cardíaco ou uma embolia pulmonar, respetivamente. No entanto, sem este processo, a cicatrização de uma ferida não seria possível. [10]

Tempo de vida das plaquetas

As plaquetas são fragmentos de células que são principalmente um componente essencial quando se trata de coagulação e coagulação do sangue. As plaquetas, juntamente com os glóbulos vermelhos e os glóbulos brancos, funcionam em conjunto para a regulação e o funcionamento normal do sangue no nosso corpo. Cada uma das células sanguíneas tem um tempo de vida diferente, bem como funções diferentes. Entre estas três, as plaquetas são as mais pequenas mas um dos factores mais importantes na coagulação do sangue. Se as plaquetas não forem reguladas corretamente, por exemplo, se não forem renovadas a intervalos normais, pode ocorrer uma disfunção ou perturbação do sangue.

O tempo de vida geral de uma plaqueta é de cerca de 10 dias. A contagem normal de plaquetas no sangue humano varia entre 150.000 e 450.000 por micro litro de sangue. A contagem de plaquetas varia em diferentes locais e órgãos. Mas em caso de problemas de saúde, a contagem de plaquetas pode aumentar ou diminuir no sangue. Uma das condições mais comuns de alteração da contagem de plaquetas é a popularmente conhecida trombocitopenia, em que os níveis caem abaixo do normal. Na verdade, há várias razões que podem ter resultado na queda das plaquetas. Neste caso, é necessário procurar ajuda médica imediata devido ao risco de hemorragia. Além disso, a trombocitopenia também pode atuar como um catalisador para desencadear outras doenças ociosas no corpo. Por isso, é da maior importância manter e observar uma dieta equilibrada adequada para lidar com uma contagem baixa de plaquetas. Por outro lado, um aumento anormal das plaquetas, que também se deve a causas específicas, é designado por trombocitose.

Factores que afectam o tempo de vida das plaquetas:

1- Genética:

Um dos factores mais importantes que determinam a duração da vida das plaquetas é a genética. Através de muitas investigações, descobriu-se que a contagem normal de plaquetas no sangue humano está profundamente associada aos genes. O tempo de vida destas plaquetas também é avançado e está enraizado na forma como uma pessoa vive e leva o seu estilo de vida. Estudos demonstraram que o estilo de vida influencia a hereditariedade ou os genes. O tempo de vida normal, como lemos anteriormente, é de apenas cerca de 10 dias. Mas com a influência genética, esta pode aumentar ou diminuir, consoante o caso.

2- Idade:

A idade é um dos principais factores que afectam o tempo de vida das plaquetas no sangue de uma pessoa. Não só é um dos factores que determinam o tempo de vida das plaquetas, como também afecta a sua contagem. Com o avançar da idade, a capacidade do sistema e da regulação do corpo diminui, afectando o crescimento e a formação de plaquetas no sangue humano. À medida que a idade aumenta, a capacidade do corpo para manter uma vida útil de 10 dias das plaquetas diminui.

3- Ácido siálico:

O ácido siálico desempenha um papel muito importante na regulação do tempo de vida das plaquetas no sangue humano. O ácido siálico ajuda a regular o ciclo das plaquetas durante 7 a 10 dias, que é o tempo normal do ciclo plaquetário. A galatactose, que ajuda a determinar a presença do ácido siálico, pode mudar ou alterar rapidamente o tempo de vida das plaquetas. As funcionalidades do ácido siálico não são totalmente conhecidas, mas verificou-se que desempenham um papel crucial no tempo de vida das plaquetas.

4- Doenças prevalecentes:

Se o corpo humano tiver uma doença que possa estar a afetar as plaquetas, o ciclo de vida das plaquetas será certamente afetado. Se as plaquetas não forem produzidas o suficiente para manter um equilíbrio com a morte das plaquetas, o corpo sofre de trombocitopenia. Na trombocitopenia, a contagem de plaquetas torna-se visivelmente baixa e o distúrbio médico resultante pode levar a condições médicas graves. A gravidez também é outro fator comum que pode levar a uma contagem baixa de plaquetas, mas o tempo de vida normal das plaquetas permanece intacto.

5- Hábitos alimentares:

Os hábitos alimentares e o regime de dieta de uma pessoa são também um dos factores mais importantes que determinam a contagem de plaquetas, bem como o seu tempo de vida. Há certos alimentos que podem ajudar a aumentar a contagem de plaquetas, bem como alterar o seu tempo de vida. Alimentos como os vegetais de folha verde, os alimentos com elevado teor de zinco e os cereais integrais mantêm as plaquetas saudáveis e aumentam a sua contagem.

6- Ingestão prolongada de medicamentos:

É do nosso conhecimento que os analgésicos popularmente conhecidos ajudam a aliviar a nossa dor por enquanto, mas a longo prazo, há certos factores no nosso sangue que são afectados de forma aguda por estes medicamentos. Os medicamentos podem ter a capacidade de criar diretamente um impacto negativo no sangue e em vários outros órgãos, especialmente se não forem cuidadosamente controlados. A composição do sangue pode eventualmente entrar num estado de desequilíbrio devido aos efeitos destes medicamentos. A ingestão prolongada de analgésicos não afecta apenas as plaquetas, mas pode mesmo levar à falência de órgãos.

7- Medula óssea:

As plaquetas são desenvolvidas ou produzidas na medula óssea. Por isso, se houver uma perturbação associada à medula óssea, o tempo de vida das plaquetas é afetado e provavelmente diminui. No caso de doenças agudas, como a leucemia ou outras formas de cancro, a medula óssea é afetada, o que também afecta a contagem de plaquetas e o tempo de vida.

8- Transfusão de sangue:

As condições médicas que podem ter resultado de uma transfusão de sangue incorrecta são um dos factores comuns que podem influenciar a regulação e o tempo de vida das plaquetas.

Além disso, a transfusão de sangue pode ser administrada em casos de ferimentos agudos ou para efeitos de qualquer outra perturbação do organismo relacionada com o sangue, mas como se trata de uma injeção de um sangue estranho, pode haver uma reação do organismo que resulte em alterações do tempo de vida das plaquetas.

9- Trombocitopenia congénita:

Nos casos desta doença relacionada com as plaquetas, a *trombocitopenia congénita,* a contagem de plaquetas torna-se mais baixa do que o intervalo normal. Chega mesmo a descer para um valor de cerca de 100.000 por micro litros de sangue. Isto faz com que o corpo não consiga manter uma taxa de circulação de plaquetas adequada de 7 a

10 dias e, em vez disso, diminui para 5 dias ou menos.

10- Acumulação anormal de células:

Se as células se acumularem de forma anormal em qualquer parte do corpo, a contagem de plaquetas e o seu ciclo de vida podem ser potencialmente afectados. A acumulação é mais comum na medula óssea e à sua volta, o que faz com que o tempo de vida das plaquetas seja menor e ineficaz. [11]

Teste de contagem de plaquetas

A contagem de plaquetas é utilizada para detetar o número de plaquetas no sangue. Este exame está incluído num hemograma completo, um painel de exames efectuados frequentemente como parte de um exame geral de saúde.

As plaquetas são pequenos fragmentos de células que são essenciais para a coagulação normal do sangue. A contagem de plaquetas pode ser usada para detetar ou diagnosticar várias doenças e estados clínicos que podem causar problemas na formação de coágulos. Pode ser usada como parte do exame de um distúrbio hemorrágico, de uma doença da medula óssea ou de um distúrbio de coagulação excessiva, para citar apenas alguns.

O teste pode ser usado como uma ferramenta de monitorização para pessoas com doenças subjacentes ou em tratamento com medicamentos que afectam as plaquetas. Também pode ser usado para monitorizar pessoas em tratamento para um distúrbio plaquetário, para determinar se o tratamento é eficaz.

A contagem de plaquetas pode ser efectuada em conjunto com uma ou mais provas de função plaquetária, que avaliam a função das plaquetas, e com outras provas que avaliam a coagulação, como a PT e a PTT. Se os resultados não estiverem dentro do intervalo normal, podem ser efectuados vários outros exames para ajudar a descobrir a causa. Por vezes, pode ser efectuado um esfregaço de sangue no seguimento para examinar as plaquetas ao microscópio. Isto ajuda a determinar, por exemplo, se as plaquetas estão realmente em baixo número ou se se juntaram durante a análise.

Quando é que é encomendado?

A contagem de plaquetas é pedida frequentemente como parte de um hemograma, que pode ser feito durante um exame de saúde de rotina.

Pode ser pedida quando uma pessoa tem sinais e sintomas associados a plaquetas baixas ou a um distúrbio hemorrágico, como

- Hematomas inexplicáveis ou fáceis
- Hemorragia prolongada de um pequeno corte ou ferida
- Numerosas hemorragias nasais
- Hemorragia gastrointestinal (que pode ser detectada em amostras de fezes)
- Hemorragia menstrual intensa
- Pequenas manchas vermelhas na pele chamadas petéquias - podem por vezes

parecer uma erupção cutânea

- Pequenas manchas arroxeadas na pele chamadas púrpura, causadas por hemorragia sob a pele

A análise pode também ser efectuada quando se suspeita que um indivíduo tem demasiadas plaquetas. Um excesso de plaquetas pode causar coagulação excessiva ou, por vezes, hemorragia se as plaquetas não estiverem a funcionar corretamente. No entanto, as pessoas com excesso de plaquetas não têm, muitas vezes, sinais ou sintomas, pelo que a doença pode ser detectada apenas quando é feita uma contagem de plaquetas como parte de um exame de saúde ou por outras razões.

O que significa o resultado do teste?

Uma contagem baixa de plaquetas, também chamada trombocitopenia, e os sinais e sintomas que a acompanham podem ser causados por uma série de condições e factores. As causas normalmente enquadram-se numa de duas categorias gerais:

- Doenças em que a medula óssea não consegue produzir plaquetas suficientes
- Condições em que as plaquetas são utilizadas (consumidas) ou destruídas mais rapidamente do que o normal

Exemplos de condições que causam uma contagem baixa de plaquetas incluem:

- A trombocitopenia idiopática (PTI), também conhecida como púrpura trombocitopénica imune, resulta da produção de anticorpos contra as plaquetas.
- Infecções virais como a mononucleose, hepatite, VIH ou sarampo

- Certos medicamentos, como a aspirina e o ibuprofeno, alguns antibióticos (incluindo os que contêm sulfa), colchicina e indometacina, agentes bloqueadores de H2, hidralazina, isoniazida, quinidina, diuréticos tiazídicos e tolbutamida, são apenas alguns dos que têm sido associados à diminuição da contagem de plaquetas induzida por medicamentos.
- A trombocitopenia induzida por heparina (HIT) resulta em plaquetas baixas quando uma pessoa que está a tomar ou recebeu terapêutica com heparina desenvolve um anticorpo. (Para mais informações, consulte o artigo sobre Anticorpo HIT)
- Leucemia, linfoma ou outro cancro que se espalhou (metastizou) para a medula óssea - as pessoas com cancros têm frequentemente hemorragias excessivas

devido a uma diminuição significativa do número de plaquetas. À medida que o número de células cancerígenas aumenta na medula óssea, as células normais da medula óssea são substituídas, resultando em menos células produtoras de plaquetas.

- Anemia aplástica - uma condição em que a produção de todas as células sanguíneas é significativamente reduzida
- Problemas hemorrágicos a longo prazo (por exemplo, hemorragia crónica de úlceras gástricas)
- Sepsis, especialmente a causada por uma infeção bacteriana grave com bactérias Gram-negativas
- Cirrose
- Doenças auto-imunes, como o lúpus, em que o sistema imunitário do corpo produz anticorpos que atacam os seus próprios órgãos ou tecidos, causando uma maior destruição das plaquetas
- Quimioterapia ou radioterapia, que podem afetar a capacidade da medula óssea para produzir plaquetas

- O consumo de plaquetas pode ser observado em várias doenças e condições. Por exemplo, a coagulação intravascular disseminada (CID), a púrpura trombocitopénica (PTT) e a síndrome hemolítico-urémica (SHU) podem resultar num menor número de plaquetas circulantes no sangue.
- Exposição a produtos químicos tóxicos, como pesticidas, arsénico ou benzeno

Se a contagem de plaquetas for inferior a 20.000 por microlitro, podem ocorrer hemorragias espontâneas, o que é considerado um risco de vida. Uma pessoa com uma contagem muito baixa pode receber plaquetas através de uma transfusão. Para mais informações, consulte Sangue e componentes sanguíneos no artigo Banco de sangue.

Uma contagem elevada de plaquetas pode ser designada por trombocitose. Normalmente, é o resultado de uma doença existente (também chamada trombocitose secundária ou reactiva), como

- Cancro, mais frequentemente do pulmão, gastrointestinal, do ovário, da mama ou linfoma
- Anemia, em particular anemia por deficiência de ferro e anemia hemolítica
- Doenças inflamatórias, como a doença inflamatória intestinal (DII) ou a artrite

reumatoide

- Doenças infecciosas como a tuberculose
- Se um indivíduo tiver sido submetido a uma remoção cirúrgica do baço
- Utilização de pílulas contraceptivas (contraceptivos orais)

Algumas doenças podem causar um aumento temporário (transitório) da contagem de plaquetas. Estas podem incluir:

- Recuperação de perdas sanguíneas significativas, como as resultantes de um traumatismo ou de uma grande cirurgia
- Após atividade física ou esforço
- Recuperação de um consumo excessivo de álcool e de uma deficiência de vitamina B12 e de folato

Raramente, a trombocitose é causada por uma doença da medula óssea. Um exemplo é a trombocitemia, também chamada trombocitemia primária ou essencial, uma doença mieloproliferativa rara em que a medula óssea produz um número extremamente elevado de plaquetas. Muitas vezes, não há sinais e sintomas e a doença é descoberta quando se fazem análises para um exame de saúde ou por outras razões.

As pessoas que têm esta doença podem correr o risco de coagulação excessiva (trombose) devido ao excesso de plaquetas, mas podem ter problemas de hemorragia, uma vez que as plaquetas podem não funcionar normalmente. Esta doença está frequentemente associada a uma mutação no gene JAK2. Deve ser efectuado um teste para detetar esta mutação se um profissional de saúde suspeitar que um indivíduo tem esta doença. Mais de metade das pessoas com trombocitemia essencial têm a mutação *JAK2*. As pessoas com outras doenças mieloproliferativas ou mielodisplásicas, como leucemia mieloide crónica, policitemia vera ou certos subtipos de síndrome mielodisplásica, também podem ter contagens de plaquetas acentuadamente mais elevadas.

Algumas pessoas têm plaquetas que tendem a "acumular-se" no baço, o que resulta numa contagem baixa de plaquetas. No entanto, estes indivíduos normalmente não apresentam quaisquer sinais ou sintomas relacionados com esta condição.

Viver em grandes altitudes, exercício físico extenuante e ter dado à luz recentemente (pós-parto) podem causar um aumento do número de plaquetas. Os medicamentos que podem causar um aumento da contagem de plaquetas incluem estrogénio e pílulas anticoncepcionais (contraceptivos orais).

Pode ser observada uma diminuição ligeira da contagem de plaquetas nas mulheres antes da menstruação. Até 5% das mulheres grávidas podem ter uma contagem de plaquetas mais baixa no termo.

As doenças hereditárias causadas por defeitos genéticos nas plaquetas incluem a trombastenia de Glanzmann, a doença de Bernard-Soulier, a síndrome de Chediak-Higashi, a síndrome de Wiskott-Aldrich, a síndrome de May-Hegglin e a síndrome de Down. A ocorrência destas anomalias genéticas é, no entanto, relativamente rara.

Hematomas sem razão aparente, hemorragias do nariz, da boca ou do reto sem ferimentos evidentes, períodos menstruais excessivos ou prolongados ou a incapacidade de parar uma pequena ferida de sangrar num período de tempo razoável podem indicar uma deficiência de plaquetas.

Geralmente, não há alterações no estilo de vida que possam aumentar a contagem de plaquetas. O tratamento de uma contagem baixa de plaquetas envolve normalmente a abordagem da doença subjacente que a está a causar. Se a doença for ligeira e a contagem de plaquetas for apenas ligeiramente baixa, pode não ser necessário qualquer tratamento. Se for causada por um medicamento, o seu médico pode mudar para um medicamento diferente. Se for devido a uma doença autoimune, o seu médico pode prescrever um medicamento que ajuda a suprimir o sistema imunitário. As pessoas com doenças graves e/ou com contagens de plaquetas significativamente diminuídas podem correr o risco de hemorragia excessiva, pelo que podem receber uma transfusão de plaquetas.

O volume plaquetário médio (MPV) e a largura da distribuição plaquetária (PDW) são cálculos efectuados por analisadores de sangue automáticos. O VMP reflecte o tamanho médio das plaquetas presentes na amostra de sangue de uma pessoa, enquanto a PDW reflecte a uniformidade do tamanho das plaquetas. Estes cálculos podem dar ao médico informações adicionais sobre as plaquetas e/ou sobre a causa de uma contagem alta ou baixa de plaquetas. As plaquetas maiores são, em geral, relativamente jovens e libertadas mais recentemente da medula óssea, enquanto as mais pequenas podem ser mais velhas e estar em circulação há alguns dias.

Um número elevado de plaquetas grandes (VPM elevado) numa pessoa com uma contagem baixa de plaquetas sugere que a medula óssea está a produzir plaquetas e a libertá-las rapidamente na circulação. Por outro lado, o MPV pode ser baixo em pessoas com contagens baixas de plaquetas devido a uma doença que afecta a produção pela medula óssea. Um PDW normal indica que as plaquetas têm quase sempre o mesmo tamanho, enquanto um PDW elevado significa que o tamanho das plaquetas varia muito, o que indica que pode haver uma doença que afecta as plaquetas.

Frequentemente, os resultados anormais levam a exames adicionais. Em certas condições, as plaquetas podem agregar-se e parecer falsamente pouco numerosas e/ou grandes, pelo que pode ser feito um esfregaço de sangue para examinar as plaquetas diretamente com um microscópio.

Plaquetas gigantes" é um termo utilizado para descrever plaquetas que são anormalmente grandes, ou seja, tão grandes como um glóbulo vermelho normal. Podem ser observadas em certas doenças, como a púrpura trombocitopénica imune (PTI) ou em doenças hereditárias raras, como a doença de Bernard-Soulier. No entanto, como mencionado na pergunta anterior, pode ser necessário um exame direto com um esfregaço de sangue para determinar se as plaquetas são verdadeiramente gigantes ou se se aglomeraram durante a análise. Se as plaquetas se aglutinaram, é possível repetir a análise utilizando um tubo de colheita diferente com um anticoagulante diferente que evite ou minimize a aglutinação de plaquetas.

A fração de plaquetas imaturas (IPF) é o número relativo de plaquetas imaturas (também chamadas plaquetas reticuladas) no sangue. As plaquetas são produzidas na medula óssea e, normalmente, só são libertadas na corrente sanguínea quando atingem a maturidade. Quando o número de plaquetas no sangue é baixo (trombocitopenia), a medula óssea é estimulada a produzir plaquetas mais rapidamente. Quando a necessidade é grande e a produção não consegue acompanhar a "procura", é libertado na corrente sanguínea um maior número de plaquetas imaturas.

O resultado do teste IPF é um dos valores relatados quando o sangue é avaliado usando um analisador hematológico automático. O IPF pode ser usado para ajudar um profissional de saúde a determinar a causa provável da trombocitopenia de uma pessoa, ou seja, diminuição da produção pela medula óssea (IPF é baixo) versus aumento da perda de plaquetas no sangue (IPF é mais alto). Os resultados das análises laboratoriais, incluindo a contagem de plaquetas e a FPI, podem também ajudar a determinar se uma pessoa precisa de uma transfusão de plaquetas e a monitorizar a recuperação da medula óssea, por exemplo, após um transplante de medula óssea. Estão a ser estudadas outras utilizações e a utilidade clínica final do teste ainda não está bem determinada.

Se a causa do resultado anormal não for aparente e não puder ser determinada pela história clínica e pelo exame físico, o profissional de saúde pode pedir exames adicionais. Dependendo da causa suspeita e dos resultados do hemograma e do esfregaço de sangue, podem ser efectuados vários exames complementares. Alguns exemplos incluem:

• Testes para condições inflamatórias, como PCR, VHS ou testes para auto-anticorpos que têm como alvo as plaquetas

• Testes para doenças infecciosas, incluindo bactérias e vírus

• Testes para detetar distúrbios hemorrágicos, como PT, PTT, fibrinogénio

• Testes para a insuficiência renal

• Estudos de ferro ou níveis de vitamina B12 e folato

• Testes para doenças do fígado

• Em casos graves e inexplicáveis, uma biopsia da medula óssea. [12]

O intervalo de referência das plaquetas é de 150-450 mil milhões/L de sangue. [13]

Trombocitopenia

A trombocitopenia significa que não tem plaquetas suficientes, células do sangue que se unem para ajudar a coagular. Pode não causar quaisquer problemas de saúde. Mas se tiver sintomas como sangramento excessivo, os tratamentos podem ajudar.

Causas

As plaquetas são produzidas na medula óssea, o tecido esponjoso no interior dos ossos. Pode ocorrer trombocitopenia se o corpo não as produzir em quantidade suficiente ou se forem destruídas mais rapidamente do que podem ser produzidas.

O seu corpo pode não produzir plaquetas suficientes se tiver uma:

- Doença do sangue que afecta a medula óssea, denominada anemia aplástica
- Cancro, como leucemia ou linfoma, que danifica a medula óssea
- Doença de redução de plaquetas que ocorre na família, como a síndrome de Wiskott-Aldrich ou May-Hegglin
- Vírus como o da varicela, papeira, rubéola, VIH ou Epstein-Barr

A quimioterapia ou a radioterapia para o cancro destroem as células estaminais que formam as plaquetas. Se esteve em contacto com produtos químicos como pesticidas e arsénico, o seu corpo pode abrandar o processo de produção de plaquetas.

As plaquetas podem ser danificadas por:

- Doenças auto-imunes como o lúpus ou a púrpura trombocitopénica idiopática (PTI), em que o próprio corpo ataca as células saudáveis
- Medicamentos, como antibióticos que contêm sulfa, heparina utilizada para prevenir coágulos sanguíneos e medicamentos anti-convulsivos como a fenitoína (Dilantin) e a vancomicina.
- Doenças raras que provocam a formação de coágulos sanguíneos no organismo, como a púrpura trombocitopénica trombótica (PTT) e a coagulação intravascular disseminada (CID)
- Vírus como a mononucleose ou o citomegalovírus

Por vezes, as plaquetas não são suficientes porque ficam presas no baço, um órgão que combate as infecções. E as mulheres podem ter trombocitopenia durante a gravidez, porque os seus corpos se livram das plaquetas mais rapidamente do que o habitual.

Sintomas

Por vezes, não há sintomas de trombocitopenia. Quando isso acontece, o principal sintoma é a hemorragia.

A hemorragia pode ocorrer fora ou dentro do corpo. Por vezes, a hemorragia pode ser intensa ou difícil de parar. Algumas pessoas têm hemorragias nasais ou nas gengivas.

Também pode ter:

> Sangue na urina ou nos movimentos intestinais
> Dores de cabeça
> Períodos menstruais intensos
> Hematomas roxos ou vermelhos, chamados púrpura
> Pequenas manchas vermelhas ou roxas na pele, chamadas petéquias. [14]

Trombocitopenia congénita:

As trombocitopenias congénitas representam uma percentagem muito pequena das trombocitopenias observadas por hematologistas e oncologistas. Mesmo quando se exclui a trombocitopenia induzida pela quimioterapia e as infecções evidentes e se considera apenas a trombocitopenia isolada, pelo menos 95% destes casos, tanto em crianças como em adultos, serão primariamente trombocitopenia autoimune (PTI) ou trombocitopenia induzida por fármacos. No entanto, cada vez mais são obtidas contagens de plaquetas por rotina, permitindo a identificação de crianças e adultos assintomáticos ou ligeiramente sintomáticos, o que aumenta o número de trombocitopenias isoladas encaminhadas para especialistas. Mesmo em adultos, uma pequena percentagem de casos representa um tipo de trombocitopenia congénita (PTC), sendo que alguns casos de PTC têm sido erradamente diagnosticados como PTI e os doentes submetidos a esplenectomia e/ou ciclofosfamida, entre outras terapêuticas inadequadas. Desenvolvimentos recentes, especialmente na identificação de defeitos moleculares, realçaram as manifestações dos casos congénitos de trombocitopenia não imune e melhoraram a capacidade de identificação e distinção entre eles.

História da família

A caraterística mais óbvia que sugere uma PTC, embora inespecífica, é a presença de uma história familiar de trombocitopenia. Este facto deve levantar imediatamente a suspeita de PTC, em vez de PTI, especialmente se estiverem envolvidos mais de dois membros da família e/ou se os membros da família forem parentes próximos, especialmente pai e filho ou tio materno e sobrinho. Muitos tipos de PTC têm uma hereditariedade autossómica dominante, mas vários são ligados ao X ou autossómicos recessivos, o que significa que a criança ou adulto afetado pode ser o caso propositado/índice. Foi relatada uma história familiar de "PTI", por exemplo, em doenças auto-imunes familiares em que a história familiar pode ser mais consistente com lúpus sistémico (LES). Com base na experiência anedótica, os casos pouco frequentes de PTI familiar parecem muitas vezes coincidentes, por exemplo, dois primos. No passado, os casos de PTC familiar foram considerados (e notificados) como PTI devido à presença de anticorpos associados às plaquetas, utilizando testes que atualmente se sabe terem baixa especificidade. Embora os testes actuais que são específicos de antigénios (envolvem uma glicoproteína plaquetária específica, como a GPIIb/IIIa) tenham um maior valor preditivo do que os testes em que o alvo é a plaqueta inteira, ainda está por demonstrar que estes testes distinguem a PTI da PTC, especialmente nos subgrupos em que pode haver um componente autoimune.

Não resposta ao tratamento da PTI:

Nos casos em que é necessário distinguir a PCC da PTI, o achado mais definitivo disponível na história ou clinicamente, antes da investigação laboratorial específica para a PCC, incluindo a revisão do esfregaço quando diagnosticado, é a "incapacidade" de responder à terapêutica específica para a PTI. Isto inclui não só IVIG e anti-D IV, mas também esplenectomia e esteróides. Inclui também, potencialmente, outras terapêuticas imunomoduladoras, como a azatioprina, a ciclofosfamida e o anti-CD20. Embora a ausência de resposta a estes tratamentos em doentes com DTC seja um critério universalmente aceite com base na experiência anedótica, não foi estabelecida ou verificada uma definição exacta de ausência de resposta. Por exemplo, não existem limiares de resposta bem definidos, ou seja, qual o valor máximo que a contagem de plaquetas deve atingir após o tratamento com IVIG para diagnosticar a PTI e excluir o PTC? De forma arbitrária, um pico de resposta plaquetária ao tratamento > 30.000/pl de aumento em relação à linha de base sugeriria que o caso em questão não é PCT. Por outro lado, um aumento do pico < 10.000'ul é compatível com PCT, embora seja igualmente compatível com um diagnóstico de PTI "refractária". Os valores intermédios podem favorecer a PTI, mas são ainda mais ambíguos. Uma caraterística confusa é o facto de algumas crianças com síndrome de Wiskott-Aldrich e síndrome velocardiofacial (também conhecida como síndrome de DiGeorge) responderem a corticosteróides, IVIG e/ou esplenectomia, quer porque existe um componente imunológico na trombocitopenia, quer porque o impedimento do mecanismo de eliminação de plaquetas aberrantes ajuda a compensar a produção deficiente de plaquetas. Uma vez que pode ocorrer uma flutuação "espontânea" na contagem de plaquetas (por exemplo, como resultado de uma infeção viral), a avaliação de duas respostas ao tratamento é provavelmente mais útil como critério de diagnóstico.

Os analisadores automáticos de células sanguíneas mais recentes são superiores à geração anterior no reconhecimento das plaquetas, especialmente das plaquetas grandes, pelo que as medições do tamanho parecem ser mais fiáveis do que eram no passado. No entanto, especialmente no caso de plaquetas muito pequenas ou muito grandes, e no caso de contagens de plaquetas muito baixas, a exatidão do VMP obtido em laboratórios padrão continua por determinar e pode variar de caso para caso, pelo que a inspeção visual do esfregaço continua a ser o "padrão de ouro" para o tamanho das plaquetas na prática clínica. Se as plaquetas parecerem muito grandes (do tamanho dos glóbulos vermelhos ou mesmo maiores), isso seria compatível com a síndrome de Bernard-Soulier ou com os defeitos MYH9, por exemplo, a síndrome de May-Hegglin. Os corpos semelhantes a Dohle nos neutrófilos também sugerem a síndrome de May-Hegglin. A presença de plaquetas muito pequenas é mais consistente com Wiskott-Aldrich, seja a síndrome completa ou a forma XLT. A aglutinação de plaquetas pode sugerir von Willebrand tipo IIb, embora seja necessário excluir a pseudotrombocitopenia utilizando citrato como anticoagulante ou fazendo esfregaços diretamente a partir de uma gota de sangue. A microcitose sugere a forma XLT-T que envolve uma mutação na face do ADN do GATA-1.

Trombocitopenias hereditárias específicas:

Trombocitopenias amegacariocíticas

A trombocitopenia amegacariocítica congénita (TCA) apresenta-se tipicamente como uma trombocitopenia grave que é frequentemente reconhecida no primeiro dia de vida ou, pelo menos, no primeiro mês. A CAMT é muitas vezes confundida inicialmente com trombocitopenia aloimune fetal e neonatal, mas o neonato não melhora e responde apenas à transfusão de plaquetas. Eventualmente, é efectuado um "diagnóstico" da medula óssea; pode ser necessária uma biopsia da medula, o que pode ser tecnicamente difícil num recém-nascido. Dez por cento a 30% dos casos apresentam anomalias ortopédicas ou neurológicas. A hemorragia intracraniana não é rara (5 de 24 casos num estudo [PR Merola et al, manuscrito em preparação]) e o tratamento, para além das transfusões de plaquetas, é em grande parte ineficaz.

Cinquenta por cento dos 24 casos no mesmo estudo progrediram para pancitopenia aplástica nos primeiros 5 anos de vida; foi também observado um caso de leucemia (PR Merola et al, manuscrito em preparação). O defeito subjacente na maioria dos casos é uma mutação no recetor de TPO, c-mpl (PR Merolta et al, manuscrito em preparação). Na ausência de um sinal da trombopoietina (TPO), os megacariócitos não proliferam. A hipótese predominante para explicar o desenvolvimento da pancitopenia aplástica é que a c-mpl também é necessária para a maturação das células estaminais. Por conseguinte, na ausência dos efeitos anti-apoptóticos da TPO, a depleção de células estaminais pode levar à aplasia.

Embora certas citocinas (interleucina [IL]-3, fator estimulador de colónias de granulócitos-macrófagos [GM-CSF], IL-11) possam ter uma eficácia limitada em doentes individuais, nenhuma é consistentemente eficaz e a sua utilização pode resultar numa toxicidade substancial. É pouco provável que a TPO ou um agente trombopoiético seja útil, uma vez que o defeito subjacente é uma mutação no c-mpl. As transfusões de plaquetas são administradas para contagens muito baixas e como profilaxia em doentes que tiveram hemorragias graves. As estratégias de compatibilidade são geralmente seguidas apenas no contexto do desenvolvimento de refractariedade a unidades de dadores aleatórios com redução de leucócitos. O único tratamento eficaz até agora tem sido o transplante alogénico de células estaminais (HSCT). Está a ser estudada uma abordagem à terapia genética em que a inserção de um recetor TPO artificial dimerizado se destina a transmitir uma vantagem de crescimento às células estaminais que absorvem e expressam o vetor, permitindo-lhes substituir a medula óssea. [15]

Trombocitopenia induzida por medicamentos

Embora os fármacos sejam uma causa comum de trombocitopenia imunomediada aguda em adultos, a etiologia dos fármacos não é frequentemente reconhecida no início. A maioria dos casos de trombocitopenia induzida por fármacos (DITP) é causada por anticorpos dependentes de fármacos que são específicos para a estrutura do fármaco e se ligam firmemente às plaquetas pelas suas regiões Fab, mas apenas na presença do fármaco.

Normalmente, a DITP ocorre 1 a 2 semanas após o início de um novo fármaco ou subitamente após uma dose única quando um fármaco foi previamente tomado de forma intermitente. No entanto, pode ocorrer trombocitopenia grave imediatamente após a primeira administração de agentes antitrombóticos que bloqueiam a ligação do fibrinogénio à GP IIb-IIIa plaquetária, como abciximab, tirofiban e eptifibatide. A recuperação da DITP geralmente começa dentro de 1 a 2 dias após a interrupção do medicamento e é tipicamente completa dentro de uma semana. Os anticorpos dependentes de medicamentos podem persistir por muitos anos; portanto, é importante que a etiologia do medicamento seja confirmada e que o medicamento seja evitado a partir de então.

A trombocitopenia induzida por medicamentos (DITP), que também inclui a trombocitopenia induzida por bebidas, alimentos e fitoterápicos, é um problema clínico importante para os hematologistas. A DITP geralmente aparece de repente, é frequentemente grave e pode causar hemorragia grave e morte.

Em muitos doentes, a etiologia medicamentosa não é inicialmente reconhecida. Em doentes hospitalizados, a trombocitopenia inesperada pode ser atribuída a complicações como a sépsis. Em doentes previamente assintomáticos, a PTID é muitas vezes incorretamente diagnosticada como púrpura trombocitopénica imune (PTI), resultando num tratamento inadequado. Mesmo quando o diagnóstico de DITP é considerado, a etiologia medicamentosa pode não ser aparente porque os doentes podem não pensar que os medicamentos, bebidas, alimentos ou ervas medicinais auto-regulados são relevantes para os seus sintomas hemorrágicos e, por conseguinte, podem não os comunicar ao seu médico. [16]

A trombocitopenia é uma doença em que não existem plaquetas suficientes. As plaquetas são células do sangue que ajudam o sangue a coagular. Uma contagem baixa de plaquetas aumenta a probabilidade de hemorragia.

Quando os medicamentos ou fármacos são a causa de uma contagem baixa de plaquetas, chama-se trombocitopenia induzida por fármacos.

A trombocitopenia induzida por medicamentos ocorre quando certos medicamentos destroem as plaquetas ou interferem com a capacidade do organismo de as produzir em quantidade suficiente.

Existem dois tipos de trombocitopenia induzida por medicamentos: imune e não imune.

Se um medicamento faz com que o seu corpo produza anticorpos que procuram e destroem as suas plaquetas, a condição é chamada trombocitopenia imune induzida por medicamentos. A heparina, um anticoagulante, é a causa mais comum de trombocitopenia imune induzida por medicamentos.

Se um medicamento impedir que a medula óssea produza plaquetas suficientes, a condição é chamada de trombocitopenia não imune induzida por medicamentos. Os medicamentos de quimioterapia e um medicamento para convulsões chamado ácido valpróico podem provocar este problema.

> Furosemida

> Ouro, utilizado para tratar a artrite

> Anti-inflamatórios não esteróides (AINEs)

> Penicilina

> Quinidina

> Quinino

> Ranitidina

> Sulfonamidas

> Linezolida e outros antibióticos

A diminuição das plaquetas pode causar:

> Hemorragia anormal

> Sangramento quando se escova os dentes

> Contusões fáceis

> Manchas vermelhas pontuais na pele

Tratamento

O primeiro passo é deixar de utilizar o medicamento que está a causar o problema.

Para pessoas com hemorragia potencialmente fatal, os tratamentos podem incluir:

- Terapia com imunoglobulina (IVIG) administrada através de uma veia

- Troca de plasma (plasmaférese)

- Transfusões de plaquetas

Medicamentos com corticosteróides. [17]

Trombocitopenia induzida por heparina:

A trombocitopenia induzida por heparina (HIT) é uma complicação da terapêutica com heparina. Existem dois tipos de HIT. A HIT de tipo 1 apresenta-se nos primeiros 2 dias após a exposição à heparina e a contagem de plaquetas normaliza-se com a continuação da terapêutica com heparina. A HIT de tipo 1 é uma doença não imune que resulta do efeito direto da heparina na ativação das plaquetas.

A HIT tipo 2 é uma doença imunomediada que ocorre normalmente 4-10 dias após a exposição à heparina e tem complicações trombóticas potencialmente fatais. Na prática médica geral, o termo HIT refere-se à HIT de tipo 2.

Deve suspeitar-se de HIT quando um doente que está a receber heparina apresenta uma diminuição da contagem de plaquetas, particularmente se a queda for superior a 50% da contagem inicial, mesmo que o nadir da contagem de plaquetas se mantenha acima de 150 x 10^9 /L. Clinicamente, a HIT pode manifestar-se como lesões cutâneas nos locais de injeção de heparina ou por reacções sistémicas agudas (por exemplo, arrepios, febre, dispneia, dor torácica) após a administração de um bólus intravenoso de heparina.

Ao contrário de outras formas de trombocitopenia, a HIT geralmente não é marcada por hemorragia; em vez disso, o tromboembolismo venoso (por exemplo, trombose venosa profunda, embolia pulmonar) é a complicação mais comum. Menos frequentemente, pode ocorrer trombose arterial (por exemplo, enfarte do miocárdio). Por esse motivo, a doença é por vezes designada por trombocitopenia e trombose induzidas pela heparina (HITT).

A trombocitopenia induzida por heparina (HIT) é causada por anticorpos que se ligam a complexos de heparina e fator plaquetário 4 (PF4), activando as plaquetas e promovendo um estado pró-trombótico. A HIT é mais frequente com a heparina não fraccionada (UFH) do que com a heparina de baixo peso molecular (LMWH).

O risco de HIT é maior com o uso prolongado de heparina para trombofilaxia pós-operatória. No entanto, estudos de caso também demonstraram a possibilidade de desenvolver HIT com uma exposição mínima à heparina através de lavagens intravasculares para manter a patência de cateteres arteriais ou venosos internos.

O fondaparinux é um pentassacárido sintético que catalisa a inibição do fator Xa (mas não da trombina) pela antitrombina, inibindo assim a produção de trombina. Um estudo sugeriu que o fondaparinux pode estar associado à formação de anticorpos anti-PF4/heparina mas, ao contrário da HBPM, é pouco provável que cause HIT devido à fraca reatividade dos anticorpos contra o PF4/fondaparinux.

Os homens têm um risco significativamente menor do que as mulheres para manifestações trombóticas na HIT. As mulheres diagnosticadas com HIT e trombose têm 1,7 vezes mais probabilidades do que os homens de sofrer um novo evento trombótico associado à HIT.

A maior frequência de HIT no sexo feminino foi encontrada de forma mais marcante em doentes tratados com UHF. Não houve relação entre o sexo e o risco de HIT em pacientes tratados com heparina de baixo peso molecular (LMWH). A HBPM na prevenção de HIT pode ter o maior benefício absoluto em mulheres submetidas a tromboprofilaxia cirúrgica. [18]

Trombocitopenia induzida pela rifampicina:

No tratamento da tuberculose, existem problemas terapêuticos especiais relacionados com os efeitos adversos dos medicamentos, a adesão ao tratamento e a resistência microbiana. A trombocitopenia é um efeito adverso pouco frequente, mas potencialmente fatal, de certos fármacos anti-tuberculosos quando o fármaco incriminador é tomado por um indivíduo suscetível. Relatamos um caso de trombocitopenia induzida pela rifampicina que, embora rara, requer atenção.

O tratamento da tuberculose tem sido um desafio terapêutico desde há muito tempo. A maioria dos medicamentos anti-tuberculose é relativamente segura, mas não são raras as reacções graves. As reacções adversas devidas à rifampicina estão relacionadas com a dose ou são alérgicas. A trombocitopenia é um efeito adverso pouco frequente, mas potencialmente fatal, observado com determinados medicamentos anti-tuberculose, incluindo a rifampicina. A identificação do agente agressor num doente que toma vários medicamentos constitui um problema clínico difícil.

A confirmação da trombocitopenia induzida por fármacos aquando da apresentação inicial não é muitas vezes possível, uma vez que a maioria dos laboratórios não dispõe de testes para anticorpos antiplaquetários dependentes de fármacos. A descontinuação do medicamento suspeito que leva à resolução da trombocitopenia constitui uma forte evidência de trombocitopenia induzida por medicamentos. A trombocitopenia induzida pela rifampicina foi registada pela primeira vez em 1970. É geralmente reversível se for detectada precocemente e tratada adequadamente. Outros fármacos conhecidos por causar trombocitopenia são a quinina, a quinidina, a cloroquina, as sulfonamidas, a tolbutamida, a clorotiazida, a digoxina, a penicilamina, a anfotericina B, os sedativos, os anticonvulsivantes, a metildopa e a aspirina. [19]

Trombocitopenia induzida por vancomicina:

A trombocitopenia induzida pela vancomicina é uma reação adversa rara que pode ser negligenciada porque não existe atualmente nenhum teste de diagnóstico específico. Relatamos aqui um doente com trombocitopenia imune induzida pela vancomicina que foi diagnosticada através da deteção de anticorpos anti-plaquetas dependentes da vancomicina por citometria de fluxo. Um anticorpo IgG no soro do doente reagiu com as plaquetas apenas na presença de vancomicina. A trombocitopenia grave deu origem a uma hemorragia gastrointestinal com risco de vida, que foi rapidamente resolvida após uma transfusão eficaz de plaquetas após a interrupção da administração de vancomicina.

O teste citométrico de fluxo é útil para o diagnóstico diferencial da trombocitopenia e a transfusão de plaquetas deve ser efectuada após a interrupção da administração de vancomicina. É provável que a transfusão de plaquetas em doentes com trombocitopenia induzida pela vancomicina seja ineficaz devido à destruição imunitária das plaquetas. Foi notificada a falha da transfusão de plaquetas durante a administração de vancomicina.

Um estudo recente referiu que a transfusão de plaquetas não conseguiu elevar as contagens de plaquetas em 11 de 14 doentes. No entanto, a transfusão de plaquetas foi eficaz no nosso caso. Este facto pode ser explicado pela caraterística biológica do anticorpo anti-plaquetas de reagir com as plaquetas apenas na presença de vancomicina. No nosso caso, a transfusão de plaquetas foi efectuada após a interrupção da vancomicina. À semelhança do nosso caso, foi relatada uma transfusão de plaquetas bem sucedida num doente após a descontinuação da vancomicina, sendo de salientar que a transfusão de plaquetas deve ser efectuada após a descontinuação da vancomicina.

A vancomicina é um dos pilares do tratamento da infeção por MRSA em doentes hospitalizados. Estes doentes podem ter muitas comorbilidades e tomar muitos medicamentos, o que precipita a trombocitopenia. O teste citométrico de fluxo para anticorpos dependentes da vancomicina pode ser útil no diagnóstico diferencial da trombocitopenia nestes doentes e conduzir a um tratamento bem sucedido de doentes com hemorragias potencialmente fatais. [20]

Interação das plaquetas com agentes patogénicos bacterianos

As bactérias entram na corrente sanguínea em resposta a insultos infecciosos, através de procedimentos cirúrgicos ou cateteres de demora, e a sépsis ocorre em até 6-30% de todos os doentes internados em unidades de cuidados intensivos.

O equilíbrio entre as reacções pró-inflamatórias e anti-inflamatórias determina de forma crítica a gravidade e a letalidade da sépsis, um facto que coloca a tónica na compreensão da reação imunitária, a fim de desenvolver terapias adequadas.

O contacto bacteriano com as plaquetas é um evento chave para a patogénese da sépsis, como se deduz da correlação entre o resultado da sépsis e a diminuição do número de plaquetas: quanto mais profunda for a trombocitopenia, mais grave é a sépsis e maior é a mortalidade dos doentes afectados.

Existem duas causas principais para a trombocitopenia induzida por bactérias:

> As bactérias induzem a ativação das plaquetas. As plaquetas activadas apresentam uma sobrevivência reduzida e são alvo de eliminação fagocitária.
> Os compostos bacterianos induzem apoptose e efeitos citotóxicos nas plaquetas.

Os mecanismos que acabam por levar à perda de plaquetas e das funções imunitárias que lhes são atribuídas podem comprometer decisivamente a defesa imunitária antibacteriana. A trombocitopenia subsequente pode ser considerada como uma consequência normal da exaustão imunitária. No entanto, também pode ser considerada como uma estratégia de evasão bacteriana direccionada para eliminar uma célula imune inata central da circulação com uma cinética que excede a geração *de novo* na medula óssea; assim, a trombocitopenia representa um estado que ajuda as bactérias a sobreviver na corrente sanguínea. Há ainda um terceiro aspeto: os mecanismos de ativação plaquetária ou de apoptose que resultam finalmente em trombocitopenia podem também levar à trombose, contribuindo assim para o dano tecidular na patogénese das infecções bacterianas.

Mecanismos para a trombocitopenia induzida por agentes patogénicos.
Os agentes patogénicos podem interferir com a produção de plaquetas na medula óssea através da infeção dos megacariócitos precursores, da indução de anticorpos auto-imunes que desencadeiam a eliminação dos megacariócitos ou da perturbação da tromopoiese através de citocinas ou trombopoietina desreguladas. Os agentes patogénicos também podem ter como alvo as plaquetas circulantes e induzir a apoptose ou a lise celular. Além disso, a ativação das plaquetas após o contacto com os microrganismos reduz o seu tempo de vida. Além disso, os agentes patogénicos podem induzir a remoção das plaquetas da circulação, estimulando o seu sequestro nos órgãos ou desencadeando a sua eliminação pelos fagócitos.

A ativação plaquetária como razão putativa para a trombocitopenia:

As plaquetas dispõem de um vasto espetro de ferramentas para detetar a presença de bactérias e/ou dos seus produtos secretados e reagem a estes sinais através de um processo de ativação em várias etapas. As consequências desta ativação plaquetária podem ser a sua deposição em trombos microvasculares ou a sua eliminação da circulação por fagócitos. Ambos os processos dão origem a um número reduzido de plaquetas na circulação e podem explicar a trombocitopenia induzida pela sépsis.

A ativação plaquetária induzida por bactérias pode ser desencadeada por vários mecanismos. Uma possibilidade é a adesão das bactérias aos receptores da membrana plaquetária, tal como descrito acima, tais como GPIIb-IIIa, GPIb, receptores do complemento, FcURIIa ou TLRs. Esta adesão pode incluir uma interação direta entre as estruturas da superfície bacteriana e um recetor plaquetário, mas também um mecanismo indireto quando as bactérias são cobertas por proteínas plasmáticas (fibrinogénio, fibronectina, vWF, factores do complemento e IgG) e se ligam às plaquetas através dos receptores correspondentes. Uma espécie bacteriana pode também utilizar ambas as vias para entrar em contacto com as plaquetas, como demonstrado, por exemplo, por S. aureus e Streptococcus sanguinis.

O TLR4 plaquetário é um importante recetor de reconhecimento de padrões e liga-se a lipopolissacáridos de bactérias Gram-negativas. Estudos que utilizaram um modelo animal de sépsis bacteriana revelaram que o TLR4 é particularmente relevante para a ativação plaquetária induzida por bactérias com subsequente trombocitopenia.

As bactérias podem estimular as plaquetas não só como consequência da adesão, mas também através da secreção de compostos solúveis que se ligam a estruturas da superfície das plaquetas e desencadeiam a ativação. Este mecanismo está descrito para S. aureus, Streptococcus pneumoniae, Streptococcus pyogenes e Porphyromonas gingivalis. Este último, um agente patogénico oral Gram-negativo que está envolvido na patogénese da periodontite, segrega uma família de cisteína proteases que estimulam os receptores activados por proteases 1 e 4 na superfície das plaquetas, com subsequente aumento do cálcio intracelular e agregação plaquetária.

Outro exemplo é a *Escherichia coli* produtora de toxina Shiga. A infeção por este agente patogénico está associada à síndrome urémica hemolítica e uma das principais características desta doença é a trombocitopenia. Os filtrados de cultura de *E. coli* produtora de toxina Shiga que continham todos os compostos bacterianos libertados induziram especificamente a desregulação de CD47, o recetor da trombospondina-1, e a redução da superfície de CD47 correlacionou-se com a ativação plaquetária e a fagocitose por macrófagos.

As plaquetas activadas, tal como ocorrem na infeção bacteriana e na inflamação induzida pela infeção, representam uma ameaça para a homeostase, uma vez que a exposição da fosfatidilserina e a libertação do conteúdo dos grânulos podem desencadear exageradamente a coagulação. Por conseguinte, os neutrófilos ligam-se às plaquetas activadas através de vários receptores de superfície e retiram-nas da circulação. O evento inicial de ligação envolve a P-selectina exposta nas plaquetas estimuladas e o correspondente contra-recetor PSGL-1 nos neutrófilos em repouso. Subsequentemente, os neutrófilos aumentam a forma ativa de aMU2, que se liga ao fibrinogénio na superfície das plaquetas activadas. A absorção final das plaquetas pelos neutrófilos depende do reconhecimento da fosfatidilserina das plaquetas.

Apoptose e desintegração de plaquetas induzidas por bactérias como uma razão putativa para a trombocitopenia:

A segunda razão putativa para a trombocitopenia na sépsis é a lesão das plaquetas, quando as bactérias iniciam o programa apoptótico nas plaquetas ou perturbam a integridade das plaquetas.

Os indutores comuns de sépsis *E. coli* e *S. aureus*, bem como os seus produtos de secreção a-toxina e a-hemolisina, respetivamente, são capazes de induzir a apoptose nas plaquetas. Tanto as bactérias como as suas toxinas segregadas podem despoletar a degradação mediada pela calpaína da proteína plaquetária Bcl-xL.

Uma vez que o Bc1-xL representa um fator crucial para a sobrevivência das plaquetas, a sua eliminação proteolítica é um passo fundamental para iniciar o programa apoptótico. Além disso, o componente da parede celular bacteriana peptidoglicano, purificado a partir de *S.* aureus, também é capaz de desencadear processos apoptóticos como a despolarização mitocondrial, a ativação da caspase-3 e a alteração da membrana.

É interessante notar que a E. coli e o S. aureus podem afetar a integridade das plaquetas através de outro mecanismo, aumentando assim o nível de trombocitopenia. As suas toxinas bacterianas a-toxina e a-hemolisina estimulam perturbações na membrana plaquetária, actuando assim diretamente de forma citotóxica. A a-toxina liga-se firmemente às membranas alvo e forma oligómeros de toxina estruturados em anel, causando assim danos nas membranas e influxo de cálcio e imitando o efeito de um ionóforo. As plaquetas podem ser lisadas diretamente ou podem ser afectadas por uma estimulação induzida pelo cálcio com subsequente eliminação pelos neutrófilos. Foi detectado um mecanismo de formação de poros semelhante para as toxinas bacterianas estreptolisina O de *S.* pyogenes, em que os complexos resultantes entre plaquetas e neutrófilos impedem o fluxo sanguíneo e conduzem a isquemia e necrose dos tecidos, e para a pneumolisina de *S.* pneumonia. [21]

Trombocitopenia imune induzida por brucelose que imita a PTI:

A brucelose continua a ser uma importante causa de febre nos países subdesenvolvidos e nas zonas rurais do mundo desenvolvido. Trata-se de uma doença multissistémica, associada a uma grande variedade de sintomas. É possível observar uma grande variedade de sintomas, incluindo anomalias hematológicas, tais como anemia, trombocitopenia, pancitopenia, coagulação intravascular disseminada e leucopenia, sendo todos eles mais comuns do que se pensa. Neste breve estudo, apresentamos uma manifestação hematológica relativamente pouco comum, a trombocitopenia isolada que imita a púrpura trombocitopénica idiopática, que observámos em sete dos 114 doentes a quem foi diagnosticada brucelose no nosso hospital durante um período de 2 anos. Após tratamento da brucelose com rifampicina e doxiciclina, foi conseguida uma remissão completa e a contagem de trombócitos voltou ao normal em todos os casos. [22]

Trombocitopenia imune associada a Helicobacter pylori:

A púrpura trombocitopénica idiopática (PTI), uma doença caracterizada pela destruição de plaquetas mediada por auto-anticorpos, pode ser primária ou secundária a várias doenças, incluindo doenças linfoproliferativas, auto-imunes ou infecciosas. Existem cada vez mais dados sobre a associação entre a infeção por Helicobacter pylori e a púrpura trombocitopénica idiopática e o aumento significativo da contagem de plaquetas após a erradicação da bactéria. O objetivo desta revisão é considerar os estudos publicados até à data sobre a infeção por Helicobacter pylori e a púrpura trombocitopénica idiopática, a fim de avaliar uma possível correlação patogénica entre estas duas condições. Uma revisão dos dados da literatura mostra que a erradicação da Helicobacter pylori em doentes com púrpura trombocitopénica idiopática é eficaz no aumento da contagem de plaquetas em aproximadamente metade dos casos. No entanto, uma vez que os estudos publicados até à data são poucos, por vezes controversos e envolvem pequenas séries de doentes, são necessários mais estudos controlados sobre um maior número de doentes com um seguimento mais longo para confirmar estes resultados preliminares. [23]

Melhoria da trombocitopenia após tratamento para *Helicobacter pylori* num doente com púrpura trombocitopénica imunológica:

A púrpura trombocitopénica imune é a doença hematológica autoimune mais comum, afectando indivíduos de diferentes idades. Recentemente, a bactéria *Helicobacter pylori* entrou na lista de causas de púrpura trombocitopénica imune. Apresentamos o caso de uma doente de 55 anos com baixa contagem de plaquetas inicialmente atribuída a hemorragia vaginal crónica. Como a terapia com corticosteróides foi ineficaz, foi tratada para a infeção por *H. pylori*. Em quatro semanas, a doente apresentou uma contagem de plaquetas de 87,17 x 10^9 /L, acompanhada por uma melhoria clínica dos sintomas. [24]

<h1 style="text-align:center">Púrpura trombocitopénica imune associada a vírus:</h1>

A púrpura trombocitopénica imune crónica (PTIC) é um diagnóstico de exclusão que ocorre de novo ou secundariamente a outras doenças subjacentes. A infeção crónica com o vírus da imunodeficiência humana (VIH) e o vírus da hepatite C (VHC) são agora causas bem caracterizadas de PTIP. Entre 6% e 15% dos doentes infectados com VIH podem desenvolver trombocitopenia. Os doentes com CITP que apresentem factores de risco de infeção por VIH devem ser submetidos a um rastreio do vírus.

O tratamento da CITP relacionada com o VIH deve ser orientado para a terapia antiviral com regimes de terapia antirretroviral altamente ativa (HAART). A infeção pelo vírus da hepatite C também pode estar associada a trombocitopenia crónica, mesmo na ausência de doença hepática evidente. Embora a trombocitopenia relacionada com o VHC seja normalmente menos grave do que a CITP primária, os doentes afectados correm um maior risco de hemorragia grave. A supressão sustentada do vírus VHC com terapêutica com interferão-ribavirina pode melhorar a contagem de plaquetas. O rastreio da infeção pelo VHC deve ser considerado em doentes com PTI com factores de risco de infeção, provenientes de regiões com elevadas taxas de infeção ou em doentes com elevações ligeiras inexplicáveis das enzimas hepáticas. [25]

Trombocitopenia na hepatite C crónica:

A trombocitopenia em doentes com hepatite C crónica pode ser o resultado de vários factores: inibição da medula óssea, diminuição da produção hepática de trombopoietina e um mecanismo autoimune. Variáveis clínicas como a idade, o género, a gravidade da doença hepática e o grau de viremia podem influenciar a gravidade da redução das plaquetas. O objetivo deste estudo é determinar o mecanismo predominante da trombocitopenia em doentes com hepatite C crónica e os preditores clínicos da sua gravidade. [26]

Em doentes com hepatite C não tratada, tanto a prevalência como a gravidade da trombocitopenia aumentam em paralelo com a extensão da doença, tornando-se normalmente clinicamente relevante quando os doentes desenvolvem fibrose extensa e/ou cirrose. Os mecanismos patogénicos incluem o hiperesptenismo secundário à hipertensão portal, a supressão da medula óssea resultante do próprio VHC ou do tratamento com interferão, aberrações do sistema imunitário que resultam na formação de anticorpos antiplaquetários e/ou de complexos imunes que se ligam às plaquetas e facilitam a sua eliminação prematura, o desenvolvimento de manifestações extra-hepáticas mediadas imunologicamente, incluindo crioglobulinemia mista com ou sem envolvimento articular, renal ou cutâneo associado, e deficiência de trombopoietina (TPO) secundária a disfunção hepática.

Na doença hepática crónica, a relação inversa natural entre os níveis de TPO e de plaquetas não se mantém; por conseguinte, os níveis de TPO no sangue não têm relevância clínica ou valor preditivo na avaliação do estado de trombocitopenia de um determinado doente. [27]

Trombocitopenia na malária por Plasmodium falciparum:

A malária está normalmente associada a contagens reduzidas de células sanguíneas e a trombocitopenia ligeira a moderada é uma associação comum da malária. A causa da trombocitopenia é mal compreendida, mas a lise imunomediada, o sequestro no baço e os processos dispoiéticos na medula óssea com diminuição da produção de plaquetas foram todos postulados. Este estudo foi realizado para avaliar a trombocitopenia nos doentes que sofrem de malária aguda por Plasmodium falciparum.

Foi efectuado um estudo descritivo de uma série de casos num hospital de cuidados terciários, a Liaquat University of Medical & Health Sciences Jamshoro, durante um período de um ano. Foi estudado um total de 370 Plasmodium falciparum positivos na análise de sangue periférico. A contagem total do sangue foi determinada com um analisador automático Coulter. Os esfregaços espessos e finos foram corados com Giemsa e estudados por hematologistas. Os dados foram analisados utilizando o SPSS versão 10.0.

Dos 370 doentes, 260 eram do sexo masculino e 110 do sexo feminino, com um rácio M:F de 2,36:1. A idade média foi de 34 +/- 1,7 anos (variação de 16-53 anos). Os valores de hemoglobina eram de 12,7 +/- 1,4g% e a contagem de glóbulos brancos era de 12600 +/- 450/microL. Dos 370, 114 (30,81%) tinham contagens normais de plaquetas e 256 (69,18%) tinham trombocitopenia (p < 0,05). A trombocitopenia leve, moderada e grave foi encontrada em 39 (10,5%), 180 (48,6%) e 37 (10%), respetivamente (p < 0,05).

Encontrámos uma elevada frequência de trombocitopenia ligeira a moderada na malária por Plasmodium falciparum. O achado de trombocitopenia é útil para o diagnóstico, uma vez que levanta a suspeita de malária. (28)

Trombocitopenia e malária por *Plasmodium falciparum* em crianças com diferentes exposições:

Estudo da trombocitopenia durante a malária aguda por Plasmodium falciparum em 64 crianças viajantes de Paris (França), 85 crianças de Dakar (Senegal) com uma exposição intermitente (69 com ataque grave ou malária cerebral) e 81 crianças de Libreville (Gabão) com uma exposição perene (43 com ataque grave ou malária cerebral). A trombocitopenia inicial estava presente em 4358% das crianças com malária P falciparum, mas não era mais frequente no caso de ataque grave ou malária cerebral. A baixa parasitemia pode levar a um diagnóstico incorreto da malária e a um atraso no tratamento quando existe trombocitopenia associada. [29]

Ocorrência de trombocitopenia na malária por *Plasmodium vivax*:

A malária por *Plasmodium vivax* é endémica no estado de Sucre, no nordeste da Venezuela, e está normalmente associada a anomalias hematológicas ligeiras. Embora a trombocitopenia grave esteja geralmente associada à infeção por *Plasmodium falciparum* e tenha sido relatada em pacientes co-infectados com *P. falciparum* e *P. vivax,* a sua ocorrência foi raramente relatada em casos de malária por P. vivax. Neste artigo, descrevemos uma série de doentes com malária por *P. vivax* que desenvolveram trombocitopenia. Além disso, muitos destes casos estavam associados a trombocitopenia grave que exigiu transfusão de plaquetas. [30]

A trombocitopenia é frequentemente observada na malária vivax, mas o mecanismo exato ainda não foi elucidado. Estudámos 27 casos de malária vivax aguda, dos quais 24 casos apresentavam trombocitopenia. Este foi o achado hematológico mais comum. Nenhum apresentava hemorragia em qualquer local. A anemia e a esplenomegalia não estavam presentes em nenhum dos casos. As contagens de plaquetas voltaram ao normal com o tratamento. Foram excluídas outras causas de trombocitopenia através da história completa e do exame físico, da serologia da dengue e da hemocultura. A DIC foi excluída por exame de esfregaço periférico e medição dos níveis de FDP. O nosso estudo sublinha a importância da trombocitopenia como indicador precoce de malária aguda; um achado que é frequente e está presente mesmo antes de a anemia e a esplenomegalia se instalarem. Os possíveis mecanismos que levam à trombocitopenia na malária foram discutidos, incluindo mecanismos imunitários, stress oxidativo, alterações nas funções esplénicas e uma interação direta entre o plasmódio e as plaquetas.[31]

Leishmaniose visceral e trombocitopenia:

A leishmaniose visceral, também conhecida como calazar, é caracterizada por episódios irregulares de febre, perda substancial de peso, inchaço do baço e do fígado e anemia (que pode ser grave).

Se a doença não for tratada, a taxa de mortalidade nos países em desenvolvimento pode atingir 100% em 2 anos. [32]

A leishmaniose visceral caracteriza-se pela diversidade e complexidade das manifestações clínicas, que vão desde uma infeção assintomática até uma doença potencialmente fatal. As provas experimentais e os estudos clínicos indicam o papel multifacetado de vários factores que conduzem à sobrevivência e multiplicação do parasita. Na fase inicial da infeção, a geração de oxigénio reativo e de intermediários de azoto desempenha um papel significativo na redução da multiplicação do parasita, enquanto que na fase posterior, por um lado, a resistência hepática é expressa pelo papel dominante desempenhado pela regulação do gene da óxido nítrico sintase (NOS)-2 e, por outro lado, a produção de inibidores da expressão do gene NOS-2, interleucina 10 (IL-10) e fator de crescimento transformador beta (TGFbeta) estão bem correlacionados com a redução da morte do parasita. A infeção hepática é geralmente auto-limitada devido à produção de múltiplas respostas de citocinas, incluindo um nível moderado de fator de necrose tumoral (TNF), enquanto no baço o excesso de TNF medeia a patologia destrutiva. As células T CD8+ parecem desempenhar múltiplos papéis, incluindo tanto a atividade citotóxica como a secreção de citocinas e quimiocinas. A capacidade de produzir citocinas ThI está associada a uma infeção assintomática ou subclínica auto-curativa. No entanto, em doentes sintomáticos, a produção de citocinas Th I não está deprimida, mas parece não haver reação aos estímulos destas citocinas. As evidências experimentais indicam uma base genética para este fenómeno. [33]

A Leishmaniose Visceral (LV) ou Kala Azar é uma doença infecciosa crónica causada por parasitas do complexo Leishmania donovani que pode causar várias manifestações hematológicas. Caracteriza-se por febre, aumento do fígado e do baço, perda de peso, pancitopenia e hipergamaglobinémia. É endémica no subcontinente indiano, principalmente nos estados de Bihar e Bengala Ocidental. Os doentes com LV podem apresentar-se ao hematologista por vários problemas hematológicos antes de receberem o diagnóstico de LV. A anemia é a manifestação hematológica mais comum da LV. A LV também pode estar associada a leucopénia, trombocitopenia, pancitopenia, hemofagocitose e coagulação intravascular disseminada. Observa-se uma melhoria hematológica no espaço de uma semana e a resposta hematológica completa ocorre em 4-6 semanas de tratamento. As recaídas são raras e não se regista um aumento do risco de diagnóstico de tumores malignos hematolinfóides no seguimento a longo prazo. [34]

Púrpura Trombocitopénica Idiopática

A púrpura trombocitopénica idiopática (PTI), também conhecida como púrpura trombocitopénica imunológica primária e púrpura trombocitopénica autoimune, é definida como uma trombocitopenia isolada com medula óssea normal e na ausência de outras causas de trombocitopenia. A PTI tem duas síndromes clínicas distintas, manifestando-se como uma condição aguda nas crianças e uma condição crónica nos adultos.

A PTI é principalmente uma doença de aumento da destruição periférica de plaquetas, sendo que a maioria dos doentes tem anticorpos contra glicoproteínas específicas da membrana plaquetária. A insuficiência relativa da medula óssea pode contribuir para esta doença, uma vez que os estudos mostram que a maioria dos doentes tem uma produção de plaquetas normal ou diminuída.

A PTI aguda segue-se frequentemente a uma infeção aguda e tem uma resolução espontânea no prazo de 2 meses. A PTI crónica persiste por mais de 6 meses sem uma causa específica.

A hemorragia representa a complicação mais grave; a hemorragia intracraniana é a mais significativa. A taxa de mortalidade por hemorragia é de aproximadamente 1% em crianças e 5% em adultos. Em doentes com trombocitopenia grave, as taxas de mortalidade previstas a 5 anos por hemorragia são significativamente mais elevadas em doentes com mais de 60 anos do que em doentes com menos de 40 anos, 47,8% versus 2,2%, respetivamente. A idade avançada e a história prévia de hemorragia aumentam o risco de hemorragia grave na PTI em adultos.

A remissão espontânea ocorre em mais de 80% dos casos em crianças. No entanto, é pouco frequente nos adultos. [35]

Trombocitopenia induzida pela gravidez

A trombocitopenia gestacional, também conhecida como trombocitopenia incidental da gravidez, é a causa mais comum de trombocitopenia na gravidez, ocorrendo em cerca de 75% dos casos. Trata-se de um diagnóstico de exclusão, não existindo testes de confirmação disponíveis. Geralmente causa trombocitopenia ligeira, com a maioria dos casos a apresentar contagens de plaquetas de 130 a 150 x 109/L. A maioria dos especialistas considera este diagnóstico improvável se a contagem de plaquetas for inferior a 70 x 109/L.

Ocorre a meio do segundo trimestre e no terceiro trimestre e não está associada a hemorragia materna. Durante a gravidez, não é possível distinguir entre a forma mais grave de trombocitopenia gestacional e a trombocitopenia imune primária (PTI), uma vez que ambas são diagnósticos de exclusão. Para que a trombocitopenia seja consistente com a trombocitopenia gestacional, as mulheres não devem ter antecedentes de trombocitopenia (exceto durante uma gravidez anterior), a trombocitopenia deve resolver-se espontaneamente (normalmente pouco depois do parto) no prazo de 1 a 2 meses em todos os casos e o feto/neonato não deve ser afetado pela trombocitopenia.

A pré-eclampsia é a segunda causa mais frequente de trombocitopenia que se desenvolve no final do segundo e terceiro trimestres e é responsável por 21% dos casos de trombocitopenia no parto. A trombocitopenia pode ser a única manifestação inicial de pré-eclampsia. As contagens de plaquetas inferiores a 50 x $10^{9/}$ L são raras na pré-eclâmpsia, ocorrendo em menos de 5% dos casos. A hemólise intravascular e a elevação da LDH e das transaminases são menos graves do que as observadas na síndrome HELLP.

A púrpura trombocitopénica trombótica (PTT) é uma doença potencialmente fatal caracterizada por anemia hemolítica microangiopática, trombocitopenia, febre, anomalias neurológicas e disfunção renal. Ocorre devido a uma deficiência da proteína de clivagem do VWF ADAMTS13. A PTT é mais comum em mulheres (3:2) e ocorre em 1 em 25.000 gestações. Não é específica da gravidez, mas é encontrada com maior frequência em associação com a gravidez em 5% a 25% dos casos. Os achados laboratoriais revelam anemia hemolítica microangiopática, teste de antiglobulina direta negativo e testes de coagulação normais (tempo de protrombina, tempo de tromboplastina parcial activada (APTT), fibrinogénio e dímeros D). A insuficiência renal é geralmente ligeira.

A síndrome hemolítico-urémica (SHU) é uma microangiopatia semelhante à TTP, mas com envolvimento predominantemente renal. Uma caraterística clínica útil para distinguir a SHU atípica da PTT é o momento do seu aparecimento; a maioria dos casos de SHU ocorre algumas semanas após o parto. As anomalias do complemento estão presentes em 90% dos casos de doença relacionada com a gravidez.

Uma mulher grávida com uma nova apresentação de trombocitopenia deve ser submetida a uma avaliação diagnóstica completa, incluindo história, exame físico e testes laboratoriais. A avaliação laboratorial inicial fundamental em todas as idades gestacionais é um esfregaço de sangue periférico para confirmar que a contagem baixa de plaquetas é genuína e para excluir microangiopatia. Depois disto, o nível de trombocitopenia a partir do qual se devem efetuar testes adicionais é uma questão de debate, com muitos a utilizarem um nível inferior a 100 x 10^9 /L como ponto de corte abaixo do qual devem ser efectuadas mais investigações.

Deve ser efectuado o rastreio de anomalias da coagulação (tempo de protrombina, antitrombina, fibrinogénio, APTT, dímeros D), tendo em atenção que o APTT encurta durante a gravidez. Recomenda-se a realização de testes de função hepática anómalos (bilirrubina, albumina, proteínas totais, transferases e fosfatase alcalina) e o rastreio de causas infecciosas, bem como anticorpos antifosfolípidos, anticoagulante lúpico e serologia para LES. A disfunção da tiroide é frequentemente observada em associação com a gravidez e com a PTI e deve ser realizada por rotina. É necessário um teste direto de antiglobulina para excluir hemólise autoimune.

Se houver uma história familiar de hemorragia ou de trombocitopenia, deve ser efectuada uma investigação laboratorial para VWD tipo 2B, que inclua a atividade do VWF, a agregação plaquetária induzida pela ristocetina e a análise multimérica do VWF.

O exame da medula óssea é raramente indicado na gravidez e a suspeita de malignidade é uma das suas poucas indicações. Não é necessário para o diagnóstico de PTI. Tal como na doente não grávida, os anticorpos antiplaquetários não têm qualquer valor no diagnóstico de PTI na gravidez. [36]

Esplenectomia como tratamento da trombocitopenia

A esplenectomia é a remoção cirúrgica do baço, um órgão pequeno, do tamanho de uma mão, localizado à frente do rim esquerdo e atrás do estômago. O baço actua como um grande nódulo linfático, ajudando a manter um sistema imunitário saudável e a limpar o sangue de matérias estranhas.

Na PTI, as plaquetas revestidas com anticorpos são frequentemente retiradas da circulação pelo baço. Teoricamente, se o baço for removido, as plaquetas permanecerão na corrente sanguínea. O baço também pode ser o local de produção de anticorpos. Por conseguinte, a remoção do baço pode reduzir a quantidade de anticorpos antiplaquetários, para além de remover as plaquetas revestidas com anticorpos.

Embora o baço seja frequentemente o principal local de destruição das plaquetas revestidas por anticorpos, as plaquetas também podem ser removidas da circulação pelo fígado, por uma combinação do baço e do fígado, ou pela corrente sanguínea. Por conseguinte, as esplenectomias nem sempre são bem sucedidas no aumento da contagem de plaquetas e podem falhar ao longo do tempo, provocando o regresso de plaquetas baixas.

As esplenectomias têm sido utilizadas para tratar a PTI desde 1913. Cerca de 10% a 15% das pessoas não têm uma resposta significativa à operação. Entre os que respondem, 30% a 35% têm uma recaída ao longo do tempo.[16] As taxas de sucesso publicadas são de cerca de 66%, embora os critérios de medição do sucesso e a duração do seguimento não estejam normalizados nos estudos.[1] As esplenectomias são mais bem sucedidas e duram mais tempo em pessoas mais jovens (com menos de 40 anos de idade).

Existem dois tipos de esplenectomias: a laparoscópica, em que o baço é retirado através de alguns pequenos orifícios no abdómen, e a aberta, que requer uma grande incisão. A esplenectomia laparoscópica é preferida, sempre que possível, uma vez que o tempo de cicatrização é reduzido. Tem a mesma taxa de sucesso que a esplenectomia aberta e tem menos complicações.

Embora a esplenectomia possa aumentar a contagem de plaquetas, não elimina a PTI, uma vez que as plaquetas revestidas com anticorpos permanecem em circulação. Na gravidez, estas plaquetas revestidas com anticorpos podem atravessar a placenta e reduzir potencialmente a contagem de plaquetas do recém-nascido.

Os médicos vacinam as pessoas que vão ser submetidas a uma esplenectomia com as vacinas pneumocócica polivalente, meningocócica C conjugada e H influenzae b (Hib). Os prazos podem ser diferentes para quem está a tomar outras terapêuticas imunossupressoras.

Uma pequena percentagem da população com PTI esplenectomizada desenvolve um baço acessório (extra). Ocasionalmente, é sugerida uma segunda cirurgia para remover o baço acessório se o doente tiver recaído após uma primeira cirurgia bem sucedida.

A taxa de complicações imediatas da cirurgia é de cerca de 10%, embora as estimativas variem. A taxa de fatalidade da cirurgia é de cerca de um por cento para uma esplenectomia aberta e muito inferior à de um procedimento laparoscópico. Os doentes com mais de 65 anos têm uma taxa de complicações e de mortalidade mais elevada.

Uma vez que o baço é responsável pela produção de anticorpos, filtragem do sangue e remoção de bactérias, as pessoas sem baço têm um sistema imunitário deficiente. Por este motivo, os doentes esplenectomizados têm mais dificuldade em recuperar de pneumonia, meningite, gripe Hib, sépsis, infecções hospitalares, malária e outras doenças parasitárias, babesiose (uma doença transmitida por carraças) e doenças bacterianas gram-negativas provocadas por mordeduras de animais.

As pessoas que foram submetidas a uma esplenectomia têm mais micropartículas no sangue, o que lhes confere um risco acrescido de demência[4] e de ataques cardíacos[6] devido a coágulos sanguíneos. Também são mais propensas a complicações nos vasos sanguíneos. [37]

Referências:

1- https://www.merriam-webster.com/dictionary/platelet#medicalDictionary

2- https://www.boundless.com/physiology/textbooks/boundless-anatomy-and-physiology-textbook/cardiovascular-system-blood-17/platelets-167/platelet-formation-835-11220/

3- https://en.wikipedia.org/wiki/Platelet

4- https://www.ncbi.nlm.nih.gov/pubmed/16643426

5- http://www.platelet-research.org/l/function_hemo.htm

6- http://www.medicinenet.com/script/main/art.asp7articlekeyM941

7- https://www.ncbi.nlm.nih.gov/pubmed/11325638

8- http://www.thrombocyte.com/process-of-platelet-formation/

9- https://www.boundless.com/physiology/textbooks/boundless-anatomy-and-physiology- textbook/cardiovascular-system-blood-17/platelets-167/platelets-834-4523/

10- http://www.hemostasis.com/hemostasis/

11- http://www.thrombocyte.com/platelet-life-span/

12- https://labtestsonline.org/understanding/analytes/platelet/tab/test/

13- http://www.mayoclinic.org/tests-procedures/complete-blood-count/details/results/rsc-20257186

14- http://www.webmd.com/a-to-z-guides/thrombocytopenia-causes-treatment#1

15- http://asheducationbook.hematologylibrary.org/content/2004/l/390.full

16- https://www.ncbi.nlm.nih.gov/pmc/articles/PMC4413903/

17- https://medlineplus.gov/ency/article/000556.htm

18- http://emedicine.medscape.com/article/1357846-overview

19- https://www.ncbi.nlm.nih.gov/pmc/articles/PMC2941616/

20- https://www.ncbi.nlm.nih.gov/pmc/articles/PMC5109575/

21- http://www.medscape.com/viewarticle/814687_3

22- https://www.ncbi.nlm.nih.gov/pubmed/17988299

23- https://www.ncbi.nlm.nih.gov/pubmed/16421007

24- https://www.ncbi.nlm.nih.gov/pmc/articles/PMC4005517/

25- https://www.ncbi.nlm.nih.gov/pubmed/19074085

26- https://www.ncbi.nlm.nih.gov/pubmed/21188328

27- https://www.ncbi.nlm.nih.gov/pubmed/17958515

28- https://www.ncbi.nlm.nih.gov/pubmed/20524493

29- http://adc.bmj.com/content/88/6/540

30- https://academic.oup.com/cid/a rticle/41/1/130/324534/Occurrence-of-
Trombocitopenia em Plasmodium-vivax

31- https://www.ncbi.nlm.nih.gov/pubmed/17183838

32- http://www.who.int/leishmaniasis/visceral_leishmaniasis/en/

33- https://www.ncbi.nlm.nih.gov/pubmed/16778309

34- https://www.researchgate.net/publication/51614048_Hematologic_Changes_i
n_VL

35- http://emedicine.medscape.com/article/779545-overview#

36- http://www.clinicaladvisor.com/obstetrics-and-ynecology/thrombocytopenia-in- pregnancy/article/617106/

37- https://pdsa.org/treatments/conventional/splenectomy.html

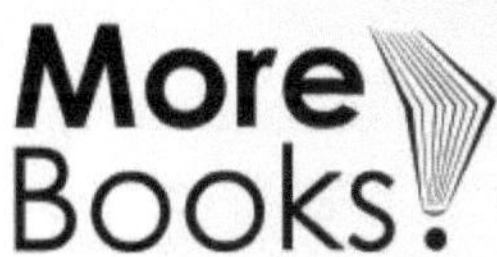

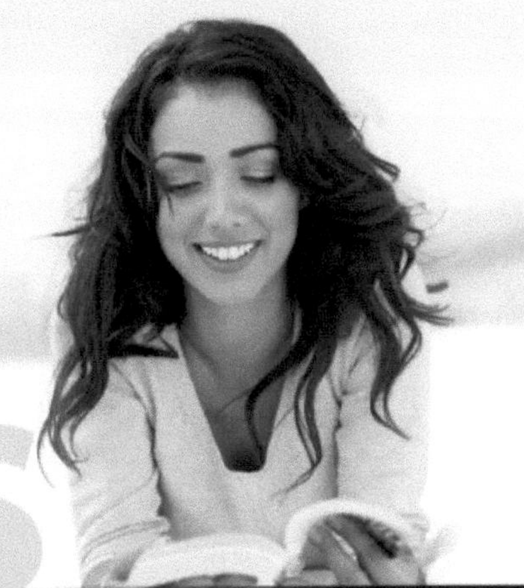

yes

I want morebooks!

Buy your books fast and straightforward online - at one of world's fastest growing online book stores! Environmentally sound due to Print-on-Demand technologies.

Buy your books online at
www.morebooks.shop

Compre os seus livros mais rápido e diretamente na internet, em uma das livrarias on-line com o maior crescimento no mundo! Produção que protege o meio ambiente através das tecnologias de impressão sob demanda.

Compre os seus livros on-line em
www.morebooks.shop

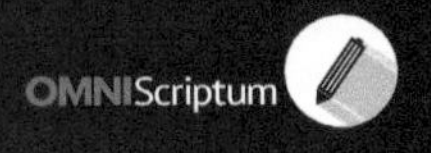

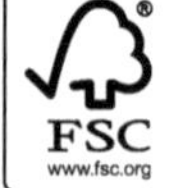
MIX
Papier aus verantwortungsvollen Quellen
Paper from responsible sources
FSC® C105338

Printed by Books on Demand GmbH, Norderstedt / Germany